Yash Merchant

Engenharia de tecidos em odontologia e cirurgia maxilofacial

Yash Merchant

Engenharia de tecidos em odontologia e cirurgia maxilofacial

Os grandes problemas por detrás de pequenos lenços de papel

ScienciaScripts

Imprint

Any brand names and product names mentioned in this book are subject to trademark, brand or patent protection and are trademarks or registered trademarks of their respective holders. The use of brand names, product names, common names, trade names, product descriptions etc. even without a particular marking in this work is in no way to be construed to mean that such names may be regarded as unrestricted in respect of trademark and brand protection legislation and could thus be used by anyone.

Cover image: www.ingimage.com

This book is a translation from the original published under ISBN 978-620-2-05146-0.

Publisher:
Sciencia Scripts
is a trademark of
Dodo Books Indian Ocean Ltd. and OmniScriptum S.R.L publishing group

120 High Road, East Finchley, London, N2 9ED, United Kingdom
Str. Armeneasca 28/1, office 1, Chisinau MD-2012, Republic of Moldova, Europe
Printed at: see last page
ISBN: 978-620-7-89624-0

ÍNDICE DE CONTEÚDOS:

CAPÍTULO 1

INTRODUÇÃO À ENGENHARIA DE TECIDOS

"Todas as gerações precisam de regeneração" - Charles Spurgeon

Milhões de doentes são afectados anualmente por deficiência congénita de tecidos, perda de tecidos ou falência de órgãos em fase terminal. As sequelas do desenvolvimento aberrante, do trauma e da doença envolvem indivíduos de todas as idades e têm um impacto em todas as subespecialidades médicas.

Durante os últimos 100 anos, registaram-se vários avanços médicos e cirúrgicos monumentais para tratar a deficiência, a perda e a insuficiência de tecidos. Estes incluem o transplante de um indivíduo para outro, a transferência de tecidos de locais saudáveis para locais afectados no mesmo indivíduo e a substituição de tecidos por dispositivos mecânicos (como válvulas e articulações protésicas).

Além disso, podem ser utilizados agentes farmacológicos para substituir ou aumentar produtos de tecidos ausentes ou não funcionais. No entanto, todas estas estratégias têm limitações inerentes. A transplantação está condicionada pela disponibilidade de dadores e pelas consequências da imunossupressão nos receptores de transplantes alogénicos. Os dispositivos mecânicos têm uma durabilidade limitada, não possuem os mecanismos biológicos de auto-reparação, podem provocar inflamação ou infeção, podem necessitar de anticoagulação e não crescem à medida do recetor.

A engenharia de tecidos é um domínio interdisciplinar relativamente novo que procura fornecer uma solução diferente para a perda ou deficiência de tecidos. Em geral, envolve a implantação de uma população específica de células vivas autólogas que foram isoladas, expandidas em cultura de tecidos e introduzidas numa estrutura de polímero.

Em termos mais simples, o objetivo da engenharia de tecidos é fabricar peças de substituição para doentes que tenham sofrido perdas ou danos em partes do corpo devido a doenças ou lesões. As estratégias envolvidas na conceção e construção destas peças são diversas. As listas de estruturas atualmente em investigação incluem pele, vasos sanguíneos, válvulas cardíacas, osso, cartilagem e músculo. Esta ideia de recrutar as células do próprio doente para reconstruir tecidos danificados ou perdidos é atractiva.[1]

CAPÍTULO 2

ANTECEDENTES

O termo Engenharia de Tecidos (ET) foi inicialmente definido pelos participantes na primeira reunião patrocinada pela National Science Foundation (NSF), em 1988, como a "aplicação dos princípios e métodos da engenharia e das ciências da vida para a compreensão fundamental da relação estrutura-função em tecidos normais e patológicos de mamíferos e o desenvolvimento de substitutos biológicos para a reparação ou regeneração da função de tecidos ou órgãos". A terapia de substituição biológica distingue-se das terapias convencionais pelo facto de os tecidos artificiais se integrarem no doente, proporcionando um tratamento potencialmente permanente e específico do estado de doença. "A TE é um domínio multidisciplinar emergente que aplica os princípios da biologia e da engenharia ao desenvolvimento de substitutos viáveis que restauram, mantêm ou melhoram a função dos tecidos humanos".

As diferentes possibilidades de criar peças de substituição com TE foram exploradas há mais de vinte anos por Bell e colegas, que investigaram a possibilidade de reconstrução de tecidos vivos. Durante a década de 90, o TE progrediu rapidamente e foram desenvolvidos substitutos biológicos para vários tecidos do corpo. Os produtos de TE chegaram ao mercado e, em pouco mais de uma década, a indústria de TE cresceu e tornou-se um esforço de I&D de 3,5 mil milhões de dólares em todo o mundo, com mais de quarenta empresas e unidades empresariais de biotecnologia . O TE surgiu como uma alternativa potencial ao transplante de tecidos ou órgãos e a perda de tecidos ou a falência de órgãos podem ser tratadas quer através da implantação de um substituto biológico artificial quer, em alternativa, com sistemas de perfusão ex vivo. Os produtos de ET podem ser totalmente funcionais no momento do tratamento (por exemplo, dispositivos de assistência ao fígado, ilhotas pancreáticas encapsuladas) ou ter potencial para se integrar e formar o tecido funcional esperado aquando da implantação.

As abordagens gerais

Atualmente, a literatura descreve três abordagens gerais de TE. Estes princípios estão intimamente relacionados entre si e podem ser aplicados para criar novos tecidos. Estas abordagens incluem:

1. Conceção e crescimento de tecidos humanos in vitro para posterior implantação com o objetivo de reparar ou substituir tecidos doentes: O exemplo mais comum é o enxerto de pele, utilizado para o tratamento de queimaduras. Os substitutos de enxertos de pele têm sido cultivados em culturas de tecidos e utilizados clinicamente há mais de 10 anos.

2. Implantação de dispositivos com ou sem células que induzem a regeneração de tecidos humanos funcionais: As moléculas "sinalizadoras", por exemplo, os factores de crescimento, podem ser utilizadas para ajudar na regeneração de tecidos guiada por biomateriais. Além disso, foram criados e montados novos polímeros em configurações tridimensionais, aos quais as células se ligam e crescem para reconstituir os tecidos. Um exemplo é a utilização de uma matriz polimérica para formar cartilagem.

3. O desenvolvimento de dispositivos externos contendo tecidos humanos destinados a substituir a função de tecidos internos doentes: Esta abordagem implica o estabelecimento de linhas celulares primárias, a colocação das células sobre ou dentro de matrizes estruturais e a implantação do novo sistema no interior do corpo. Exemplos desta abordagem incluem a reparação de ossos, músculos, tendões e cartilagens, enxertos vasculares revestidos de células endoteliais e substitutos de válvulas cardíacas.

CARÁCTER MULTIDISCIPLINAR DA ENGENHARIA DE TECIDOS

É necessário que o médico recolha uma pequena biopsia de tecido. Este tecido é depois levado para o laboratório e multiplicado por vários milhões de vezes. Os princípios da biologia celular devem ser empregues para fazer crescer estas células e manter a sua função. Os engenheiros fabricam as matrizes de polímeros biodegradáveis e o bioreactor de crescimento de tecidos no qual o tecido irá crescer. Depois de as células terem sido expandidas até um número adequado, são colocadas (semeadas) no suporte de polímero. O tecido pode então continuar a crescer no bioreactor até à altura do transplante pelo médico. Por fim, o médico deve transplantar o tecido de engenharia. Após o transplante, o suporte de polímero degrada-se e/ou é remodelado pelas células hospedeiras e transplantadas, resultando num tecido completamente natural.

Uma caraterística comum a todas as três estratégias de engenharia de tecidos é o facto de empregarem normalmente a utilização de materiais poliméricos. Nas abordagens condutoras, o polímero é utilizado principalmente como uma membrana de barreira para a exclusão de células específicas que possam perturbar o processo regenerativo. As abordagens indutivas utilizam normalmente um transportador ou veículo para a entrega de proteínas (por exemplo, BMP) ou o próprio ADN (gene) que codifica a proteína.

Os dois principais tipos de materiais poliméricos utilizados nas três estratégias de engenharia de tecidos são o colagénio derivado de fontes animais e os polímeros sintéticos de ácido lático e glicólico (o mesmo polímero utilizado em suturas reabsorvíveis).

CAPÍTULO 3

AS CÉLULAS COMO BLOCOS DE CONSTRUÇÃO

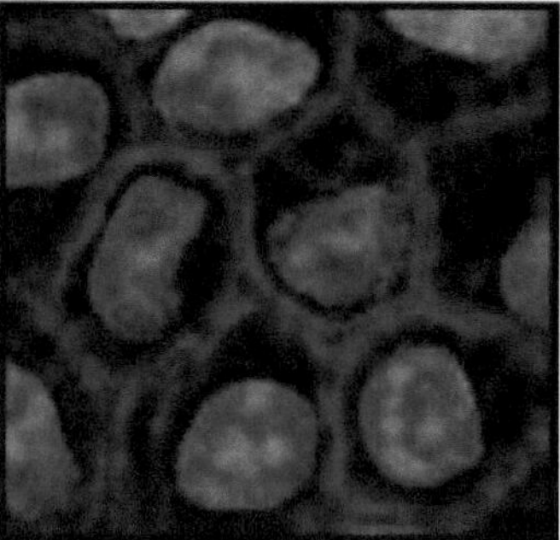

A engenharia de tecidos utiliza células vivas como materiais de engenharia. Os exemplos incluem a utilização de fibroblastos vivos na substituição ou reparação da pele, cartilagem reparada com condrócitos vivos ou outros tipos de células utilizadas de outras formas.

As células tornaram-se disponíveis como materiais de engenharia quando os cientistas da Geron Corp. descobriram como prolongar os telómeros em 1998, produzindo linhas de células imortalizadas. Antes disso, as culturas laboratoriais de células de mamíferos saudáveis e não cancerosas só se dividiam um número fixo de vezes, até ao limite de Hayflick.

Extração

Dos tecidos fluidos, como o sangue, as células são extraídas por métodos em massa, normalmente por centrifugação ou aférese. Nos tecidos sólidos, a extração é mais difícil. Normalmente, o tecido é picado e depois digerido com as enzimas tripsina ou colagenase para remover a matriz extracelular que contém as células. Depois disso, as células ficam a flutuar livremente e são extraídas por centrifugação ou aférese. A digestão com tripsina depende muito da temperatura.

As temperaturas mais elevadas digerem a matriz mais rapidamente, mas causam mais danos. A colagenase é menos dependente da temperatura e danifica menos células, mas demora mais tempo e é um reagente mais caro.

Tipos de células

As células são frequentemente classificadas de acordo com a sua origem:

- As células autólogas são obtidas do mesmo indivíduo a quem serão reimplantadas. As células autólogas são as que apresentam menos problemas de rejeição e de transmissão de agentes patogénicos, mas em alguns casos podem não estar disponíveis. Por exemplo, em doenças genéticas, não estão disponíveis células autólogas adequadas. Também as pessoas muito doentes ou idosas, bem como os doentes que sofrem de queimaduras graves, podem não dispor de quantidades suficientes de células autólogas para estabelecer linhas celulares úteis. Além disso, uma vez que esta categoria de células tem de ser colhida do doente, existem também algumas preocupações relacionadas com a necessidade de realizar tais operações cirúrgicas que podem conduzir a infecções no local do dador ou a dor crónica. Recentemente, tem-se verificado uma tendência para a utilização de células estaminais mesenquimatosas da medula óssea e da gordura. Estas células podem diferenciar-se numa variedade de tipos de tecidos, incluindo osso, cartilagem, gordura e nervo. Foram fundadas várias empresas para capitalizar esta tecnologia, sendo a Cytori Therapeutics a mais bem sucedida neste momento.

- As células alogénicas provêm do corpo de um dador da mesma espécie. Embora existam algumas restrições éticas à utilização de células humanas para estudos in vitro, a utilização de fibroblastos dérmicos do prepúcio humano demonstrou ser imunologicamente segura e, por conseguinte, uma escolha viável para a engenharia de tecidos da pele.
- As células xenogénicas são células isoladas de indivíduos de outra espécie. As células animais, em particular, têm sido muito utilizadas em experiências que visam a construção de implantes cardiovasculares.
- As células singénicas ou isogénicas são isoladas de organismos geneticamente idênticos, como gémeos, clones ou modelos animais de investigação altamente consanguíneos.
- As células primárias provêm de um organismo.
- As células secundárias provêm de um banco de células.
- As células estaminais são células indiferenciadas com a capacidade de se dividirem em cultura e de darem origem a diferentes formas de células especializadas. De acordo com a sua origem, as células estaminais dividem-se em células estaminais "adultas" e "embrionárias", sendo as primeiras multipotentes e as segundas sobretudo pluripotentes; algumas células são totipotentes, nas primeiras fases do embrião. Embora exista ainda um grande debate ético relacionado com a utilização de células estaminais embrionárias, pensa-se que as células estaminais podem ser úteis para a reparação de tecidos doentes ou danificados, ou podem ser utilizadas para o crescimento de novos órgãos.
- A utilização de células estaminais, quer embrionárias (ESCs) quer derivadas de adultos (ADSCs), é uma realidade da medicina regenerativa e da medicina dentária no século XXI. Uma célula estaminal é definida como uma célula não especializada que pode renovar-se e manter-se por um longo período de tempo com o potencial de se comprometer com uma linhagem de células ou tecidos com funções especializadas. No entanto, com toda a controvérsia em torno das CTE, as ADSC tornaram-se um importante foco de estudo. As ADSC são células multipotentes não derivadas de linhagens de células germinativas embrionárias ou primordiais e têm o potencial de se diferenciar em osso, músculo, cartilagem, nervo e vasculatura em condições adequadas. Classicamente, o local doador mais comum para a colheita de ADSCs, ou células multipotentes, é a medula óssea da crista ilíaca. Como cirurgiões orais e maxilofaciais, estamos muito familiarizados com este local doador como fonte de células, especialmente pelo seu potencial osteogénico. Especificamente, as células da crista ilíaca podem diferenciar-se em osteoblastos, adipócitos, condrócitos, células musculares e neurais quando cultivadas em vários meios de cultura suplementados com factores de crescimento ou hormonas. Outras fontes de ADSCs estão também a ser investigadas, incluindo o tecido adiposo e a polpa dentária. À semelhança da medula óssea, as células podem ser isoladas do tecido adiposo e cultivadas para se diferenciarem em osso, cartilagem, músculo, gordura e nervos, e a polpa dentária em osteoblastos/odontoblastos, adipócitos e células do tipo neural. Nestas experiências de isolamento de células estaminais da polpa dentária (DPSCs), a maioria envolveu a colheita de tecido de terceiros molares extraídos. Recentemente, foi isolada uma população distinta de células estaminais da polpa de dentes decíduos humanos. Estas células mostraram uma taxa de proliferação aumentada, uma capacidade osteoindutora in vivo e outras propriedades que diferem das DPSCs, tornando-as possivelmente células estaminais mais imaturas[2] .(Fig. 3.1)

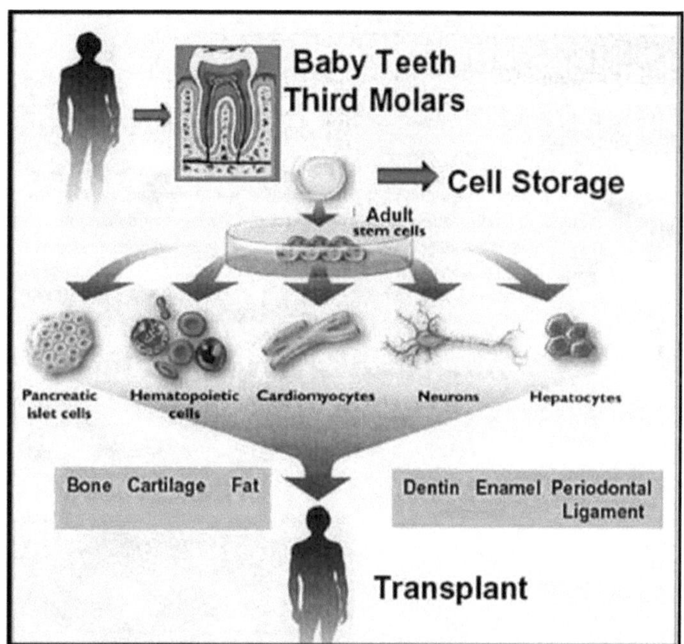

FIGURA 3.1 Esta imagem representa as potenciais utilizações de células progenitoras/estaminais putativas isoladas da polpa dentária de dentes decíduos esfoliados ou de terceiros molares extraídos, intactos, erupcionados ou impactados.

- "Até à data, a maioria das experiências in vitro de regeneração de tecidos com células estaminais foi realizada em ratos imunodeprimidos. Então, como é que isso acontece e que complicações podem surgir quando se transpõe para um ser humano imunocompetente para montar uma resposta imunológica? Além disso, as células comportam-se de forma muito diferente in vitro do que in vivo num doente vivo, ou seja, quando as células são colhidas de um doente e cultivadas em cultura, o seu comportamento altera-se. Podem proliferar mais rapidamente in vitro, mas quando são novamente implantadas no hospedeiro humano, a proliferação pode abrandar, à semelhança do que ocorre na cicatrização natural de feridas. Os factores de crescimento, as moléculas de sinalização e a matriz estão agora a impulsionar os modelos in vitro, por isso, como é que isso afectará a cicatrização in vivo? Além disso, quando cultivamos células estaminais in vitro para se diferenciarem em adipócitos ou condrócitos, por exemplo, observam-se ilhas isoladas do tecido específico. Se conseguirmos induzir isto in vivo, tornar-se-ão funcionais e duradouras? Existem excelentes dados baseados em resultados de 4 e 6 semanas, mas o que acontecerá aos 6 meses?" A biologia das células estaminais pode, e muito provavelmente irá, mudar a medicina e a medicina dentária, substituindo partes ou tecidos danificados ou doentes, ajudando-nos a compreender as doenças degenerativas e descobrindo novos medicamentos para induzir a regeneração dos tecidos.[2]

CAPÍTULO 4

Polímeros como biomateriais

O desenvolvimento de biomateriais poliméricos pode ser considerado como um processo evolutivo. Os relatos sobre as aplicações de polímeros naturais como biomateriais datam de há milhares de anos. No entanto, a aplicação de polímeros sintéticos na medicina é um fenómeno mais ou menos recente. A utilização de biomateriais poliméricos, tal como os conhecemos atualmente, teve início na década de 1940. Uma das primeiras tentativas foi a utilização do polímero sintético bioestável poli (metacrilato de metilo) (PMMA) como substituto artificial da córnea. A existência transitória dos materiais é altamente preferida para aplicações in vivo, tais como sistemas de administração de medicamentos implantáveis e condutas para guiar ou remodelar tecidos danificados. Os polímeros bioestáveis não são ideais para estas aplicações, uma vez que, na maioria dos casos, é necessário efetuar um segundo procedimento cirúrgico para remover o implante e ultrapassar os problemas de biocompatibilidade a longo prazo. Este facto levou à procura de novos polímeros biodegradáveis como candidatos a várias aplicações médicas que requerem uma existência transitória do material.[3]

CAPÍTULO 5

Andaimes

As células são frequentemente implantadas ou "semeadas" numa estrutura artificial capaz de suportar a formação de tecidos tridimensionais. Estas estruturas, normalmente designadas por scaffolds, são muitas vezes essenciais, tanto ex vivo como in vivo, para recapitular o meio in vivo e permitir que as células influenciem os seus próprios microambientes. Os andaimes servem normalmente pelo menos um dos seguintes objectivos

- Permitir a fixação e migração das células
- Fornecer e reter células e factores bioquímicos
- Permitir a difusão de nutrientes celulares vitais e produtos expressos
- Exercer certas influências mecânicas e biológicas para modificar o comportamento da fase celular

Para atingir o objetivo da reconstrução de tecidos, os andaimes devem cumprir alguns requisitos específicos. É necessária uma elevada porosidade e uma dimensão adequada dos poros para facilitar a sementeira de células e a difusão de células e nutrientes em toda a estrutura. A biodegradabilidade é frequentemente um fator essencial, uma vez que os andaimes devem, de preferência, ser absorvidos pelos tecidos circundantes sem necessidade de remoção cirúrgica. A injectabilidade também é importante para utilizações clínicas.

5a. BIOMATERIAIS PARA O FABRICO DE ANDAIMES

Os requisitos básicos para os biomateriais utilizados em suportes são a sua biocompatibilidade e propriedades de superfície adequadas para favorecer a fixação, proliferação e diferenciação celular. Os biomateriais sintéticos (biocerâmicas e biopolímeros) são os principais materiais utilizados para o fabrico de suportes em várias aplicações de engenharia de tecidos.

Os polímeros biodegradáveis mais comuns que estão a ser utilizados ou estudados incluem o ácido poliláctico (PLA), o ácido poliglicólico (PGA), os polianidridos, os polifumaratos (PF), os poliésteres, as policaprolactonas (PCL) e os policarbonatos.[4]

O PLA, o PGA e o seu co-polímero, o poli (ácido DL-lático-co-ácido glicólico) (PLGA), são amplamente utilizados no fabrico de estruturas de suporte. Os andaimes fabricados por electrofiação de nanofibras de PLGA nas superfícies de uma malha de PLGA demonstraram uma boa resistência mecânica e uma estrutura hierárquica interna. As nanofibras no interior do andaime facilitaram a fixação das células e a deposição de nova ECM. O ADN plasmídico foi incorporado com êxito num suporte não tecido de nanofibras, fabricado a partir de copolímero em bloco de PLGA e PLA-PEG, e foi utilizado para aplicação terapêutica na entrega de genes para engenharia de tecidos.[5]

A poli (e-caprolactona) (PCL) é um polímero bioreabsorvível semi-cristalino pertencente à família dos poliésteres alifáticos. É menos atrativo para a engenharia geral de tecidos, mas é um candidato adequado como veículo de administração de medicamentos a longo prazo. É frequentemente combinado com outros materiais, como a biocerâmica, para aumentar o seu módulo de Young e ajustar a sua taxa de biodegradação. Foi referido que um andaime implantável feito de poli(anidrido-co-imida) poderia ser utilizado em cirurgia ortopédica, mesmo em aplicações de suporte de peso.[6] O poli(fumarato de propileno) (PPF) é um poliéster linear que contém múltiplas ligações duplas insaturadas que estão disponíveis para a ligação cruzada covalente do polímero na presença de iniciadores de radicais livres, e pode degradar-se através da hidrólise das ligações éster.[5] Uma vantagem do PPF em relação a muitos outros polímeros sintéticos biodegradáveis é que pode ser utilizado como um sistema injetável, permitindo a aplicação direta num local defeituoso e a ligação cruzada in situ. É frequentemente utilizado em co-incorporação com outro componente osteoindutor, como o b-tricálcio-fosfato (b-TCP), péptidos osteogénicos ou proteínas através da utilização de micropartículas à base de PLGA. Peter et al.(1998)[7] referem que o suporte composto PPF/TCP apresenta propriedades mecânicas iniciais semelhantes às do osso trabecular humano e mantém estas propriedades durante várias semanas de degradação.

9

Os polímeros sintéticos (tais como PLA, PGA, PLLA, PLGA, PFF, etc.) sofrem uma degradação em massa depois de implantados no corpo humano. O peso molecular do polímero começa a diminuir ao ser colocado num meio aquoso. No entanto, a perda de massa só começa quando as cadeias moleculares são reduzidas a um tamanho que lhes permite difundir-se livremente para fora da matriz polimérica. A perda de massa é acompanhada por um gradiente de libertação de subprodutos ácidos. Se a capacidade do tecido circundante para eliminar os subprodutos for baixa, devido a uma vascularização deficiente ou a uma baixa atividade metabólica, in vivo, a libertação maciça de subprodutos ácidos de degradação e reabsorção pode conduzir a perturbações temporárias locais ou resultar em reacções inflamatórias. A reação de corpo estranho associada à inflamação limitaria o desempenho ou levaria mesmo ao fracasso dos produtos de engenharia de tecidos. Para limitar este efeito secundário, é importante que os andaimes/construções celulares sejam sempre expostos a quantidades suficientes de meios/ambientes neutros, especialmente durante o período em que ocorre a perda de massa do andaime.[8]

O colagénio é uma proteína fibrosa e um dos principais componentes naturais da matriz extracelular. É a proteína mais abundante nos mamíferos e é o principal elemento estrutural da pele, dos ossos, dos tendões, das cartilagens, dos vasos sanguíneos e das válvulas cardíacas. Existem 25 tipos de colagénio que diferem na sua composição química e foram identificadas estruturas moleculares. Entre eles, o colagénio de tipo I oferece um ambiente adequado para a indução da diferenciação osteoblástica in vitro e da osteogénese in vivo. Como polímeros naturais, o colagénio de tipo I também tem sido utilizado para aplicações de engenharia de tecidos, especialmente para a reparação de tecidos moles como a pele.[9] O colagénio tem uma superfície mais nativa (em relação aos polímeros sintéticos) que favorece a fixação celular e é quimiotático para as células. Assim, possui propriedades biológicas úteis desejáveis para aplicações de engenharia de tecidos. Por conseguinte, o colagénio é amplamente utilizado por si só ou como componente de um compósito para aplicações de engenharia de tecidos. Mesmo o colagénio desnaturado (gelatina) foi transformado em materiais porosos para reparação de tecidos.

A utilização de colagénio suscita preocupações no que respeita à antigenicidade e imunogenicidade quando aplicado a dispositivos biomédicos, à potencial transmissão de agentes patogénicos, a reacções imunitárias, a propriedades mecânicas e de manuseamento deficientes e a uma biodegradabilidade menos controlada. Estão a ser desenvolvidos vários esforços, como a reticulação do colagénio e a hibridação com outros biomateriais, para ultrapassar estes potenciais inconvenientes. A avaliação in vitro revelou que o grau de biodegradação da colagenase diminuiu consideravelmente quando foi adicionada lisina, resultando num suporte biologicamente mais estável. Os compósitos à base de colagénio (quer com biocerâmicas quer com biopolímeros) apresentaram as vantagens tanto do biomaterial híbrido como do colagénio. Estas incluem o aumento da resistência mecânica com uma melhor sementeira de células e interacções celulares promovidas.

O quitosano é outro importante biopolímero natural que inclui glucosamina e N-acetil glucosamina, obtido por desacetilação da quitina. Tem sido referido que é seguro, hemostático e osteocondutor e que promove a cicatrização de feridas. Foram fabricados suportes de HA/quitosano-gelatina e o exame in vitro demonstrou que era possível sintetizar matrizes extracelulares e formar tecido osteoide e semelhante ao osso. O amido é outro material natural que também tem sido estudado como suporte de engenharia de tecidos. Para além da utilização de macromoléculas naturais relativamente puras extraídas de uma fonte de tecido animal ou vegetal, são também utilizados materiais de matriz extracelular processados (descelularizados) com múltiplas macromoléculas naturais como suportes para aplicações de engenharia ou reparação de tecidos. Um exemplo é a submucosa do intestino delgado (SIS), que contém colagénio de tipo I, glicosaminoglicanos (GAG) e alguns factores de crescimento. Um estudo preliminar sugeriu que os adesivos de SIS podem ser utilizados para a regeneração do intestino delgado.

O TCP e a HA ($Ca_{10}(PO_4)_6(OH)_2$), e as suas combinações, são as biocerâmicas mais frequentemente utilizadas no fabrico de andaimes[10]. No entanto, a sua utilização é limitada devido à sua natureza frágil e à dificuldade de processamento em estruturas altamente porosas com porosidade controlada. Para ultrapassar estas desvantagens e para melhorar a sua biocompatibilidade e fixação celular, estas biocerâmicas (HA e TCP) são normalmente combinadas com colagénio para fabricar estruturas compostas de HA/colagénio.

5b. TÉCNICAS DE FABRICO DE ANDAIMES

Existem muitas técnicas/métodos para transformar biomateriais em vários andaimes. Estas incluem técnicas convencionais como a impregnação e a sinterização de andaimes cerâmicos, a fundição por solvente e a lixiviação de partículas, a formação de gás, a fibra não tecida, a tricotagem de fibras, a separação de fases/emulsão e a liofilização para o fabrico de andaimes. Estão a ser desenvolvidas técnicas de fabrico emergentes, nomeadamente técnicas de fabrico de formas sólidas livres, incluindo técnicas de impressão 3D e técnicas de deposição por fusão.

As características que diferenciam as várias técnicas incluem a utilização de solventes, calor, pressão ou agentes criadores de poros. As técnicas de fabrico de andaimes podem ser classificadas em quatro métodos, através da moldagem por solvente em combinação com lixiviação de partículas, ligação em rede de fibras, separação de fases em combinação com liofilização/secagem de ponto crítico e fabrico de formas sólidas livres.

Do ponto de vista da conceção e da função do andaime, cada técnica tem os seus prós e contras, pelo que tentaremos analisar algumas das principais categorias de técnicas. A moldagem por solvente, em combinação com a lixiviação de partículas, envolve a moldagem de uma solução de polímero com partículas solúveis em água num molde. Após a evaporação do solvente, as partículas são lixiviadas com água para formar os poros do andaime. O processo é fácil de executar, mas funciona apenas para membranas finas ou espécimes 3D muito finos.

A técnica de ligação em rede de fibras utiliza fibras biodegradáveis para fabricar andaimes através de um método têxtil, como o não-tecido, a malha e as vias de ligação de fibras. O método de electrospinning é considerado capaz de fabricar fibras poliméricas que variam entre alguns nanómetros e centenas de microns. Embora a técnica de ligação de fibras possa produzir estruturas altamente porosas com poros interligados, estas são adequadas para a regeneração de tecidos.

A técnica de separação de fases utiliza o facto de um sistema homogéneo multicomponente, como uma emulsão polímero-água, poder tornar-se termodinamicamente instável e separar-se para diminuir a energia livre. No que respeita ao fabrico de andaimes, pode ser utilizada uma separação de fases induzida termicamente para resultar numa fase rica em polímeros e numa fase pobre em polímeros.

O fabrico de sólidos de forma livre (SFF) é uma tecnologia em desenvolvimento que permite o fabrico de dispositivos personalizados diretamente a partir de dados informáticos, tais como dados de desenho assistido por computador (CAD), tomografia computorizada (CT) e ressonância magnética (MRI). A informação digital é então convertida para um formato de secção transversal específico da máquina, expressando o modelo como uma série de camadas. O ficheiro é então implementado na máquina SFF, que constrói objectos 3D concebidos pelo cliente através de uma estratégia de fabrico por camadas. Cada camada representa a forma da secção transversal do modelo a um nível específico. Nas últimas duas décadas, foram desenvolvidos e comercializados mais de 20 sistemas SFF, que incluem a estereolitografia (SLA), fabrico de objectos laminados (LOM), sinterização selectiva por laser (SLS), modelação por deposição fundida (FDM) e impressão por jato de tinta (IJP).

A SLA envolve a polimerização selectiva de um monómero fotocurável líquido por um feixe de laser guiado por computador, de acordo com os dados da secção transversal do CAD.

A FDM utiliza um bocal aquecido em movimento para extrudir um material polimérico em camadas para construir um andaime 3D. A vantagem atractiva da FDM para a engenharia de tecidos é o facto de não utilizar solventes orgânicos tóxicos. No entanto, a FDM limita-se à utilização de materiais termoplásticos com uma viscosidade de fusão adequada, pelo que não é possível integrar células e outros factores de crescimento no processo de fabrico do andaime. Uma versão modificada do FDM, designada por fabrico por deposição a baixa temperatura (LDM), elimina este processo de aquecimento e liquefação. Os suportes porosos de PLLA/TCP fabricados por LDM apresentam uma elevada porosidade e uma morfologia interconectiva macrocelular e microcelular controlada, bem como uma boa condutividade óssea na avaliação in vivo.

A impressão tridimensional (3DP) utiliza a tecnologia de impressão por jato de tinta para ejetar um aglutinante de uma cabeça de jato, que se move de acordo com os dados da secção transversal CAD, sobre uma superfície de pó de polímero. O aglutinante dissolve-se e junta-se às partículas de pó adjacentes para formar uma camada. As desvantagens da 3DP incluem dificuldades na remoção do pó de suporte de características arquitectónicas complexas no interior do andaime e a remoção completa do solvente orgânico. Recentemente, foi investigada a extração de clorofórmio residual utilizando dióxido de carbono líquido, e o nível residual pode ser reduzido para um nível inferior ao nível tóxico de 50 ppm. Lam et al. (2002)[11] utilizaram esta tecnologia para fabricar andaimes à base de amido e água.

CONCEITOS NO DESENVOLVIMENTO DE "ANDAIMES CAPAZES

Tal como referido anteriormente, existe uma variedade de biomateriais disponíveis para a medicina regenerativa e já existem muitas técnicas para transformar estes biomateriais em suportes. Existem muitas abordagens de cultura de tecidos in vivo e in vitro para o crescimento de células isoladas em suportes biocompatíveis. Para além da fonte de células e de um ambiente favorável ao crescimento das células, como os factores do biorreactor, o sucesso da cultura de tecidos depende dos materiais dos suportes e da sua arquitetura interna, uma vez que esta afecta a morfologia das células após a fixação, a densidade e a distribuição das células, bem como a interação célula-suporte. Por conseguinte, os conceitos que se seguem são considerados factores-chave no desenvolvimento de suportes de engenharia de tecidos.[12]

Controlo da arquitetura do andaime

Para além da pele e da cartilagem obtidas através da engenharia de tecidos, que já passaram à fase de utilização clínica, a cultura de tecidos humanos, como o fígado e o rim, continua a não ser bem sucedida. Uma das razões é que esses tecidos têm arquitecturas muito complexas, compostas por várias células com diferentes funções e redes capilares abundantes, que ultrapassam a capacidade do atual fabrico de andaimes. A simples produção de um andaime altamente poroso e a sua sementeira com os tipos de células adequados não reproduz, na maioria dos casos, a caraterística desejada de um tecido normal. A estrutura hierárquica refere-se ao facto de as características à escala nanométrica e milimétrica determinarem a forma como o andaime satisfaz as necessidades conflituosas de função mecânica e de transporte de massa. Para manter a atividade das células funcionais, regular o comportamento celular e reconstruir massas multicelulares tridimensionais, o suporte de tecido deve ser concebido de modo a satisfazer vários requisitos, incluindo redes capilares que possam fornecer um meio de cultura fresco a todas as células e remover os metabolitos das células e manter as arquitecturas celulares hierárquicas para imitar as propriedades dos sistemas vivos. Ao mais alto nível, a forma macroscópica é importante numa escala de milímetros a centímetros. A um nível intermédio, o tamanho, a orientação e a química da superfície dos poros e canais para o crescimento dos tecidos são cruciais, numa escala de centenas de microns. Finalmente, a nível local, a textura da superfície e a porosidade são importantes, numa escala de dezenas de micrómetros.

Assim, a arquitetura define a forma final do tecido mole ou duro recentemente cultivado. Embora tenham sido desenvolvidas técnicas convencionais de fabrico de andaimes que abordam escalas individuais, nenhuma técnica única pode ainda abranger todas as escalas, particularmente com controlo sobre a arquitetura e a química da superfície. Nenhum dos métodos convencionais de fabrico de andaimes permite a conceção e o fabrico de andaimes com uma rede de poros completamente interligada, uma morfologia de andaimes altamente regular e reprodutível e uma microestrutura que varia ao longo da matriz do andaime para se assemelhar a um tecido natural. Para a engenharia do tecido ósseo, é necessário um suporte que tenha canais relativamente grandes (0,5 - 1 mm) para uma rápida penetração do tecido e porosidade local para o desenvolvimento do tecido. No entanto, os métodos de fabrico de formas livres sólidas mostraram o potencial para construir uma estrutura 3D num desenho de várias camadas com a mesma estrutura arquitetónica bruta que o tecido real.

O fabrico direto de estruturas de suporte utilizando técnicas de SFF é uma técnica prática. No entanto, o sucesso global é limitado devido ao facto de cada técnica de SFF ter os seus próprios requisitos para as propriedades do material, como a viscosidade, o ponto de fusão, a solubilidade e a foto-curabilidade. Em princípio, as técnicas de SFF têm o potencial de imitar a estrutura do tecido humano. Os limites de resolução da SFF direta não foram adequadamente explorados para a arquitetura de tecidos mais finos (menos de 100 mm) que podem ser úteis em várias aplicações de engenharia de tecidos, uma vez que a fixação e a viabilidade das células são influenciadas principalmente pela área de superfície específica do suporte nesta gama de arquitetura (95-150 mm) de dimensão dos poros. Um método emergente, o fabrico indireto de andaimes por SFF, acrescenta versatilidade à SFF. No fabrico indireto de andaimes, começa-se por fabricar um molde negativo com base na conceção do andaime. Em seguida, uma gama mais alargada de biomateriais ou uma combinação de materiais (compósito, como polímero/cerâmica) é moldada no molde. Assim que o biomaterial estiver fixado, este molde negativo é dissolvido para obter o andaime projetado.

Utilizando esta técnica indireta de SFF, foi fabricado um andaime de PLA com arquitecturas internas complexas que imitam o osso trabecular humano. O principal problema com esta técnica indireta é a forma de remover o molde com precisão, preservando o suporte fundido intacto sem comprometer as suas propriedades. Sachlos et al.[13] relataram um novo andaime à base de colagénio, fabricado por esta técnica indireta de SFF, que evitou a utilização de solventes tóxicos na remoção do molde negativo. A análise por espetroscopia de infravermelhos com transformada de Fourier (FTIR) confirmou que o processo relatado não desnatura o colagénio. Isto demonstra que a SFF indireta pode ser utilizada para otimizar a conceção de andaimes utilizando colagénio na engenharia de tecidos. O processo é particularmente atrativo na medida em que o colagénio é utilizado como material de suporte. Uma vez que esta técnica de processamento é realizada a 368C e não envolve solventes tóxicos, oferece um forte potencial para integrar células/factores de crescimento no processo de fabrico do andaime. Também foram fabricados andaimes compostos utilizando esta técnica, adicionando partículas de HA à solução de colagénio. Os andaimes compósitos melhoraram as propriedades mecânicas e proporcionam um ambiente químico mais semelhante ao do tecido ósseo.

Adaptação das interacções entre o andaime e a célula

O sucesso do suporte depende da capacidade das células implantadas de se ligarem ao ambiente circundante e de estimularem a angiogénese (formação de novos vasos sanguíneos). A combinação de uma elevada densidade celular e de um substrato adequado é necessária para induzir interacções cooperativas célula-célula e célula-matriz. Para programar andaimes com instruções biológicas, as células e os factores de crescimento têm de ser integrados no fabrico de andaimes para a engenharia de tecidos, de modo a que a molécula bioactiva possa ser libertada do andaime e desencadear ou modular a formação de novos tecidos. Tsang et al. (Koh et al., 2002; Tsang e Bhatia, 2004)[14, 15] combinaram técnicas fotolitográficas com produtos químicos de encapsulamento de células à base de PEG para criar características estruturais numa rede 3D de células/hidrogel. Utilizando este método, as células vivas suspensas em solução de polímero são foto imobilizadas localmente em múltiplos domínios celulares numa arquitetura de hidrogel controlada para criar uma construção de tecido de hidrogel celular em 3D. Um tema emergente em curso é a adaptação da interface andaime/célula para um desempenho ótimo. A fim de melhorar a comunicação entre as células e melhor induzir a sua organização no interior dos suportes porosos, pretende-se integrar ligandos reconhecíveis pelas células na superfície dos suportes. Os factores que influenciam a proliferação, a diferenciação, a migração, a morfologia e a expressão genética das células podem ser incorporados na conceção e no fabrico dos suportes para aumentar a taxa de crescimento das células e dirigir as suas funções. Levenberg et al. (2003)[16] descobriram que a diferenciação e a organização das células embrionárias humanas (hES) podem ser influenciadas pelo suporte e dirigidas por factores de crescimento como o ácido retinóico, o fator de crescimento transformador b, a activina-A ou o fator de crescimento semelhante à insulina. Estes factores de crescimento induziram a formação de estruturas humanas em 3D com características de tecidos neurais em desenvolvimento, cartilagem ou fígado, respetivamente. Assim, é vital compreender a forma como as células interagem com os materiais de suporte circundantes, de modo a controlar as interacções entre o suporte e as células.[12]

Estabelecer um processo capaz para o fabrico de andaimes

Como já foi referido, existem muitas técnicas/métodos para transformar biomateriais em vários andaimes e, para cada técnica/método, existem muitos parâmetros de processo que influenciam as propriedades dos andaimes resultantes, tais como o operador, os materiais, a pressão e a temperatura, o tempo de retenção e a taxa de desgaseificação, etc. Quaisquer variações destes parâmetros podem resultar na inconsistência das propriedades microestruturais do andaime. Os andaimes convencionais são gerados em escala de bancada de laboratório, o andaime é fabricado primeiro e depois é verificado (como a microestrutura e as propriedades mecânicas, etc.) para determinar se cumpre os requisitos de qualidade. Os andaimes que não cumprem os requisitos de qualidade são rejeitados ou melhorados. Aparentemente, este não é um processo económico e, mais importante, não é *um* processo "capaz" de produzir andaimes de qualidade consistente.

Com o aprofundamento das explicações sobre os andaimes, tornou-se agora possível definir a capacidade do processo do andaime em termos de engenharia da capacidade de desempenho dos parâmetros do processo que se relacionam com a qualidade do andaime, num esforço para assegurar a produção de andaimes de qualidade consistente.

Compreender e controlar a variação do processo é talvez o passo fundamental na conceção de um processo que visa a realização de tecido 3D. Por conseguinte, a otimização e a melhoria do processo, que têm em conta o ambiente regulamentar, são necessárias para a conceção e o desenvolvimento de suportes, e o desenvolvimento de processos de fabrico "capazes" para a produção de suportes reprodutíveis com propriedades consistentes é um desafio importante para a medicina regenerativa.[12]

CAPÍTULO 6

MÉTODOS DE MONTAGEM DE CONSTRUÇÕES

Os métodos de montagem de estruturas referem-se a técnicas que fornecem células a suportes poliméricos; optimizam a sua fixação após o processamento do polímero; e iniciam a formação de tecidos durante o cultivo de tecidos in vitro, quando necessário, antes da implantação. O fornecimento de células ao polímero é designado por sementeira. Isto pode ser feito de duas formas - estática (aplicação direta de uma suspensão de células a um suporte de polímero) ou dinâmica (aplicação de uma suspensão de células a um suporte de polímero em condições agitadas que podem envolver agitação, rotação ou rotação para fazer circular as células através do suporte). Embora seja possível obter uma sementeira bem sucedida de scaffolds poliméricos finos (<2 mm) com métodos estáticos, foi comunicada uma maior produção de sementeira e uma distribuição espacial uniforme das células para scaffolds mais espessos (>2 mm) com técnicas dinâmicas.[17-20]

A fixação e a proliferação óptimas das células podem exigir o revestimento dos suportes poliméricos com factores de fixação, normalmente factores da matriz extracelular (laminina, fibronectina ou colagénio) ou moléculas carregadas. A exposição de grupos funcionais permite a interação com grupos da superfície celular e a subsequente fixação.[21-24]

Biorreactor, este termo pode ser utilizado para representar um ambiente dinâmico de cultura de tecidos em que são recapituladas forças mecânicas específicas dos tecidos (tais como forças de estiramento, pressão e cisalhamento) ou em que a troca de gases e nutrientes é aumentada por uma rotação constante do meio de cultura de tecidos. Os exemplos incluem a aplicação de estiramento a mioblastos em cultura, a manutenção de culturas de hepatócitos em condições de fluxo e a cultura de vasos sanguíneos de engenharia de tecidos em condições pulsáteis.[25, 26]

Um período de condicionamento num biorreactor pode iniciar a formação de tecido antes da implantação; orientar a microarquitectura do tecido em desenvolvimento, fornecendo forças mecânicas adequadas às células; permitir a degradação do polímero antes da transferência in vivo, limitando a possibilidade de uma resposta de corpo estranho; e fornecer uma janela temporal para a introdução de uma microvasculatura num tecido em desenvolvimento. Existem vários modelos de vasos de biorreactores, concebidos para fornecer forças mecânicas precisas, maximizando simultaneamente a perfusão de oxigénio e nutrientes da construção.

CAPÍTULO 7

Engenharia de tecidos de tecidos específicos
7a. Engenharia de tecidos da pele

O objetivo da engenharia de tecidos da pele é a regeneração da anatomia e fisiologia normais da pele nativa. A substituição da pele pode ser classificada de acordo com a(s) camada(s) substituída(s). Historicamente, os pensos têm sido utilizados como substitutos temporários da camada de barreira da pele. Com o advento da engenharia de tecidos, têm sido investigadas estratégias que envolvem a substituição de tecidos dérmicos, epidérmicos ou compostos. É imperativo compreender a função e as interacções de cada camada para conceber e escolher os materiais de substituição mais adequados.

A derme tem uma resistência mecânica substancial devido à complexa estrutura polimérica tridimensional da matriz extracelular, composta principalmente por colagénio de tipo I e IV, elastina, fibronectina e glicosaminoglicanos. Os principais componentes celulares são os fibroblastos, os macrófagos e as células endoteliais. Em secção transversal histológica, a pele é composta por uma derme reticular grosseira subjacente a uma derme papilar mais delicada. A derme reticular está ancorada ao subcutâneo subjacente, que é composto por gordura e tecido conjuntivo frouxo. A derme papilar é a camada mais fina e superficial que contém as rete pegs que estão subjacentes à membrana basal. A rica rede vascular da derme papilar nutre a epiderme por difusão através da membrana basal.

As funções da derme incluem o controlo do fluxo sanguíneo (regulando assim o equilíbrio de fluidos e a temperatura) e fornecendo a estrutura e a produção de factores de crescimento para a reparação. Os nervos, pêlos, glândulas sebáceas e sudoríparas e as principais estruturas vasoreguladoras encontram-se na derme.

A epiderme é uma estrutura de cinco camadas que forma a barreira física externa nos seres humanos. Contém queratinócitos, melanócitos e células de Langerhans. As células epiteliais amadurecem à medida que migram da camada basal para a camada cornificada, adquirindo gradualmente mais queratina. Este processo demora normalmente 4 a 8 semanas. A epiderme desempenha importantes funções imunitárias, proporcionando proteção contra a invasão bacteriana e a absorção de toxinas. Através da sua interação com a derme subjacente, fortemente vascularizada, a epiderme é importante na termorregulação e no equilíbrio dos fluidos. Os sinais neurosensoriais aferentes desempenham um papel fundamental na navegação ambiental e na prevenção de lesões. A importância cosmética e sócio-interactiva da pele também é importante.

Cerca de 50.000 doentes são hospitalizados todos os anos nos Estados Unidos para tratamento de queimaduras. A maioria dos doentes sofreu queimaduras com menos de 15% da área total da superfície corporal queimada (TBSA) e menos de 5% dos doentes apresentam queimaduras com mais de 60% da TBSA[27] . Cerca de 600 000 doentes sofrem de úlceras diabéticas, 600 000 são submetidos a ressecções de cancro da pele e quase 30 000 são submetidos a cirurgia reconstrutiva da cabeça e do pescoço.

Cobertura temporária de feridas

Pensos

Os pensos são, desde há muito, o tratamento temporário mais utilizado para feridas e queimaduras. O simples objetivo do penso de uma ferida é reproduzir o mais possível a função da pele enquanto decorre a cicatrização. Vários pensos abordam em diferentes graus as funções de exclusão bacteriana, transmissão do vapor de água e apoio à cicatrização subjacente. As vantagens são principalmente a facilidade de utilização, o custo, a disponibilidade e a simplicidade tecnológica. As desvantagens são o facto de serem frequentemente inadequados para imitar as funções da pele que foram concebidos para substituir e, por conseguinte, são parcialmente responsáveis pela morbilidade e mortalidade de lesões graves da pele. O Biobrane é um substituto temporário da pele bilaminar constituído por uma película externa de silicone e uma camada interna composta por nylon e colagénio. A camada externa de silicone proporciona funções de barreira ao mesmo tempo que permite o fluxo de fluidos e a camada interna suporta o crescimento de tecidos e a aderência à ferida. O Biobrane é removido antes do enxerto permanente ou após a epitelização da ferida. Tem um prazo de validade de 3 anos, evita a perda por evaporação e a dessecação da ferida, diminui a dor da ferida e proporciona uma barreira à infeção bacteriana.[28]

O Transcyte é semelhante ao Biobrane, mas tem uma camada biológica adicional derivada de fibroblastos neonatais semeados na matriz de nylon que produzem colagénio de tipo I, fibronectina e glicosaminoglicanos. O Trancyte tem sido eficaz no tratamento de queimaduras profundas de segundo grau na face e nas mãos e tem demonstrado diminuir significativamente a dor e o tempo até à epitelização.[29]

A pele laser foi originalmente utilizada como uma matriz para a aplicação de queratinócitos em cultura, mas também tem sido utilizada como um enxerto de bicamada projetado. É composta por uma folha de ácido hialurónico esterificado com benzilo perfurada por um laser para criar poros. É semeada com fibroblastos em não-proliferação antes da adição de queratinócitos autólogos em cultura. Depois de os queratinócitos terem aderido ao leito da ferida, o Laserskin é removido. Quando é utilizado como um enxerto de engenharia, os fibroblastos em proliferação e os queratinócitos semeados são transferidos como parte do enxerto, que é então incorporado no leito da ferida.[28]

Abordagens actuais, sem engenharia de tecidos

Os aloenxertos de pele de cadáveres têm sido utilizados há muitos anos para cobertura temporária de feridas. A limitação destes enxertos é que são tecidos imunologicamente activos que serão rejeitados pelo recetor ao longo do tempo. Foi demonstrado que a derme dos aloenxertos é incorporada ao longo do tempo sem rejeição. Atualmente, os aloenxertos são frequentemente aplicados vários dias antes da utilização planeada de queratinócitos em cultura.

Os xenoenxertos são utilizados há centenas de anos como substituto temporário da perda de pele. A lista de espécies dadoras inclui a rã, o lagarto, o coelho, o cão e o porco. Embora estes enxertos forneçam uma matriz dérmica biologicamente ativa, as disparidades imunológicas impedem o enxerto e predeterminam a rejeição ao longo do tempo. Os auto-enxertos de pele não lesionada continuam a ser a base do tratamento para muitos doentes que necessitam de reconstrução. As limitações desta modalidade incluem a potencial falta de disponibilidade em doentes com lesões de elevada percentagem da superfície corporal e a criação de feridas adicionais. Os auto-enxertos podem ser entrançados para expandir a área de cobertura até quatro vezes o tamanho da zona dadora. Os interstícios dentro do padrão de malha são preenchidos pelo crescimento epitelial do enxerto em malha. A desvantagem desta técnica é que a área recetora cicatriza com um padrão de malha irregular.[28]

Abordagens à engenharia de tecidos da pele

Existem três abordagens gerais à engenharia de tecidos. A primeira envolve a substituição epidérmica através do crescimento de queratinócitos in vitro em placas, a segunda envolve a indução do crescimento de tecido nativo através da aposição de uma matriz biodegradável e a terceira envolve a combinação de células com um análogo da matriz extracelular. As características dos materiais de substituição, quer se trate da derme, da epiderme ou de ambas, devem reproduzir fielmente as funções da pele nativa. No doente ferido, as características importantes incluem a função imunitária, a termorregulação e o equilíbrio de fluidos, a fixação ao tecido subcutâneo e o suporte para o crescimento de vasos sanguíneos e células reparadoras dos tecidos subjacentes. Os materiais de substituição devem ser elásticos, resistentes ao cisalhamento e à tensão, e duráveis. A longo prazo, o resultado cosmético é importante para minimizar o trauma psicológico associado a lesões graves, particularmente queimaduras. Estes dispositivos devem ser fáceis de armazenar, manusear e aplicar.

O custo também é um fator a considerar (Fig. 7.1).

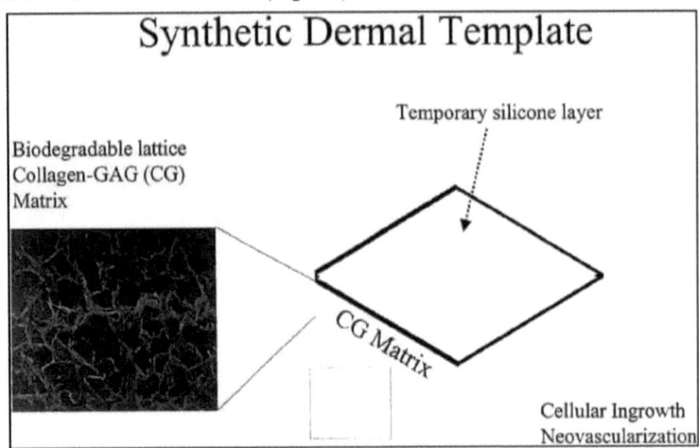

Figura 7.1. Estratégia geral para a construção de um substituto de pele com bioengenharia, utilizando componentes sintéticos e biodegradáveis combinados com tecidos cultivados e in situ.

A história da substituição da pele por substitutos artificiais remonta à década de 1970 e ao trabalho pioneiro do Instituto de Tecnologia de Massachusetts. Foram utilizadas várias matrizes na engenharia de tecidos da pele. Algumas são biológicas (por exemplo, colagénio, laminina, ácido hialurónico e fibronectina), enquanto outras são sintéticas (por exemplo, silicone, ácido poliláctico, poliuretanos e nylon). Do mesmo modo, foram utilizados diferentes tipos de células para semear matrizes antes do transplante. As células ideais para aplicações de engenharia de tecidos partilham geralmente várias características comuns. São acessíveis para colheita, capazes de transdiferenciação em subtipos mais especializados, capazes de divisão e não imunogénicas. As células que têm sido utilizadas na bioengenharia da pele possuem várias destas características, embora não todas. Estes tipos de células incluem queratinócitos, fibroblastos e células de Langerhans.[28]

Substitutos dérmicos

Integra (Life Sciences, Plainsboro, NJ) é um produto de substituição dérmica permanente composto por uma matriz de copolímero biodegradável de colagénio bovino-glicosaminoglicano combinada com uma camada exterior de silicone. A matriz biológica promove o crescimento de células nativas e a aderência ao leito da ferida. A camada exterior de silicone foi concebida para ser removida após o enxerto e substituída por um auto-enxerto ou por células epiteliais em cultura. Num estudo recente, a utilização do Integra em doentes com queimaduras com TBSA > 45% foi acompanhada por um aumento da frequência de infeção em comparação com enxertos cadavéricos ou Biobrane. A principal causa de perda do enxerto é a falha de revascularização e o subsequente corte ao nível dérmico. O Alloderm (Life Cell Corporation, Woodlands, TX) é um enxerto cadavérico com a epiderme antigénica removida, deixando a matriz dérmica acelular. Tem sido utilizado para tratar queimaduras de espessura total e defeitos da cavidade oral.[28]

O Dermagraft (Advanced Tissue Sciences, La Jolla, CA) é um substituto dérmico composto por fibroblastos de prepúcio neonatal cultivados numa malha de poliglactina. Em aplicações clínicas, o Dermagraft é frequentemente combinado com autoenxertos em malha. Tem-se revelado eficaz no tratamento de úlceras do pé diabético. A Terumo (Terumo, Tóquio, Japão) produziu um análogo dérmico de colagénio bovino denominado Terudermis. O Pelnac (Kowa Company, Tóquio, Japão) é outro substituto bilaminar composto por uma epiderme de silicone e uma derme de matriz de colagénio que tem sido utilizado em combinação com auto-enxertos epidérmicos finos para o encerramento de defeitos cutâneos.[30]

Substitutos epidérmicos

As lâminas de queratinócitos foram descritas pela primeira vez por Rhinewald e Green em 1975. As vantagens deste tipo de enxerto são o facto de utilizar as células do próprio doente e de ser possível cultivar uma grande quantidade de pele. Infelizmente, as lâminas de queratinócitos não recapitulam a estrutura ou a função da derme, pelo que constituem apenas uma medida temporária. Para além disso, o processo de cultura demora semanas e não está disponível para utilização imediata em doentes que necessitem de substituição urgente de pele. Num relatório sobre a experiência de um centro com a utilização de lâminas de queratinócitos ou auto-enxertos epiteliais em cultura (CEA), Williamson refere que se trata de um substituto de pele imprevisível, com um enxerto que varia entre 0% e >50%.

Substitutos combinados ou em duas camadas

O Apligraf (Organogenesis, Canton, MA), outro produto de substituição permanente, é fabricado com colagénio bovino de tipo I e fibroblastos e queratinócitos humanos em cultura, com base no trabalho de Bell. A bicamada é amadurecida ao longo de vários dias, resultando na formação de uma epiderme cornificada. O Apligraf demonstrou ser eficaz na cicatrização de feridas em locais de auto-enxerto, úlceras venosas, úlceras do pé diabético e úlceras de pressão.

Os auto-enxertos epiteliais cultivados (Epicel CEA; Genzyme, Boston, MA) contêm os queratinócitos do próprio doente, expandidos até 70 vezes para auto-enxerto. Os enxertos podem ser utilizados como parte de enxertos de substituição compostos que têm um componente dérmico biológico. Quando utilizados isoladamente, sem um componente dérmico separado, revelaram uma fraca aderência à ferida e uma fraca resistência à tensão de cisalhamento. Os enxertos demoram 2 a 4 semanas a crescer em cultura. Num estudo sobre enxertos de cultura para utilização em doentes queimados, Boyce descreveu uma técnica que utiliza queratinócitos e fibroblastos obtidos por biopsia. Após a biopsia, os fibroblastos e os queratinócitos são cultivados separadamente. Os fibroblastos são cultivados numa matriz de colagenglicosaminoglicanos para formar o análogo dérmico e são posteriormente semeados com os queratinócitos cultivados. Os seus resultados apoiam a utilização desta técnica em conjunto com o auto-enxerto mais limitado no tratamento de doentes gravemente queimados ou feridos. As limitações desta técnica foram a hipopigmentação e o atraso na revascularização em comparação com o auto-enxerto. Numa abordagem semelhante, foi relatada a utilização de uma matriz tridimensional de ácido hialurónico para a sementeira de fibroblastos autólogos e para a subsequente sementeira de queratinócitos. O relatório centrou-se em doentes com perda traumática de tecido. Os resultados funcionais e estéticos foram favoráveis. As limitações foram principalmente a instabilidade biomecânica após a adição da camada epitelial. Isto foi remediado pela adição de uma malha de tecido autólogo numa proporção de 1:6 para os enxertos epiteliais. Os trabalhos em curso sobre substitutos alogénicos da pele incluem um substituto de duas camadas que utiliza uma matriz de colagénio semeada com fibroblastos alogénicos e subsequentemente coberta com queratinócitos do mesmo dador. Embora esta abordagem tenha demonstrado ser eficaz no tratamento de feridas limpas (após a remoção de tatuagens), os resultados em doentes submetidos a excisão por queimadura foram fracos. As possíveis explicações para esta disparidade incluem a regulação positiva da colagenase, da gelatinase e dos inibidores tecidulares das metaloproteinases nas feridas de queimaduras. [28]

A ciência em desenvolvimento da substituição da pele e dos tecidos moles

Pré-fabricação e pré-laminação de retalhos

A necessidade de substituir defeitos tridimensionais, especialmente de áreas que exigem retalhos finos, coloca problemas adicionais. Para além da estrutura bidimensional e funcional da pele, as estruturas tridimensionais, como o músculo, a gordura e o osso, devem ser consideradas na reconstrução de áreas funcional ou esteticamente importantes. É o caso das reconstruções da cabeça e pescoço, da mama e dos membros. Os retalhos são tecidos transferidos com uma circulação intacta. Quando disponíveis, os retalhos podem ser transferidos localmente para reconstruir um defeito. Geralmente, devido à proximidade do defeito, estes retalhos locais têm uma cor e textura semelhantes e resultam numa reconstrução satisfatória. No entanto, estão normalmente limitados à reparação de pequenos defeitos. Para defeitos maiores, a base do tratamento é a transferência de tecido livre à distância. Na cabeça e no pescoço, onde as exigências de reconstrução funcional e estética são elevadas, é necessário um refinamento contínuo do retalho para otimizar o resultado. São necessários retalhos finos com a mesma cor e textura da pele facial, retalhos especializados (como os que contêm cabelo) e retalhos compostos para a reconstrução tridimensional. A pré-fabricação e a pré-laminação de retalhos são técnicas relativamente novas e em evolução que ajudam a enfrentar alguns destes desafios reconstrutivos em que os métodos convencionais se revelaram inadequados.

A pré-fabricação do retalho envolve a introdução de um novo suprimento sanguíneo através da transferência de um pedículo vascular para um volume de tecido. Após um período em que ocorre a neovascularização do tecido dador, este tecido pode ser transferido para o defeito com base apenas no seu pedículo vascular implantado. A transferência pode ser efectuada por transposição local ou por transferência microvascular.

A pré-laminação de retalhos refere-se a uma técnica em que é adicionado tecido adicional a um retalho existente, sem manipulação do seu fornecimento de sangue, para criar um retalho de várias camadas que pode ser utilizado para uma reconstrução tridimensional complexa. Esta técnica pode ser utilizada localmente ou à distância, requerendo transferência microvascular. É melhor diferenciar estas duas técnicas porque elas são fundamentalmente diferentes e são adições úteis aos degraus da escada reconstrutiva.

As técnicas aprendidas com a neovascularização do tecido na pré-fabricação de retalhos podem ser aplicadas à neovascularização de construções compostas de engenharia de tecidos. A melhor forma de o fazer é in vivo, em combinação com as técnicas de pré-fabricação e pré-laminação de retalhos, quer se utilize tecido autólogo disponível, quer se utilize tecido criado em laboratório. Isto representa a próxima fase no desenvolvimento destas estratégias de reconstrução. A introdução da investigação em células estaminais acrescenta um elemento adicional a esta área de investigação.

Pribaz, Baudet e Costa[28] descreveram mais recentemente a reconstrução de defeitos faciais centrais com retalhos baseados no antebraço radial, pré-laminados com tecido transplantado. O tecido de suporte transplantado é mais comumente a cartilagem. O antebraço é o local doador mais comum de retalhos pré-laminados devido à sua anatomia vascular e disponibilidade habitual em pacientes com defeitos na cabeça, face e pescoço. Os problemas com estes retalhos incluem o facto de a pele do antebraço variar consideravelmente da pele facial em termos de cor, padrão de pelo e espessura. Existem também inúmeras preocupações com a deformação da reconstrução tridimensional pós-transplante devido à contração, cicatrização e edema. Muitas destas deficiências podem ser minimizadas através de uma revisão Fig. 7.2.

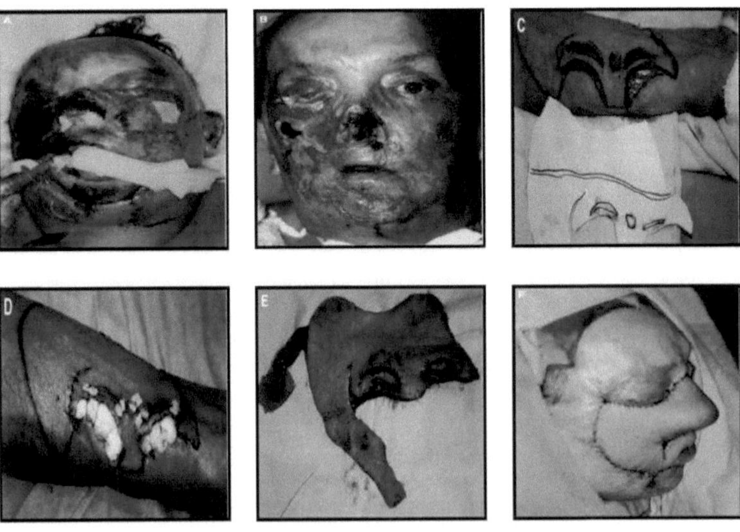

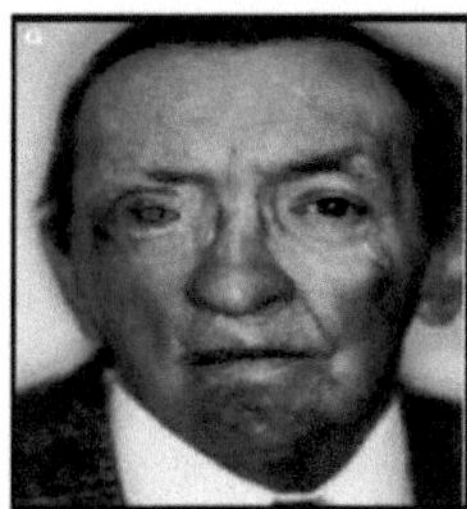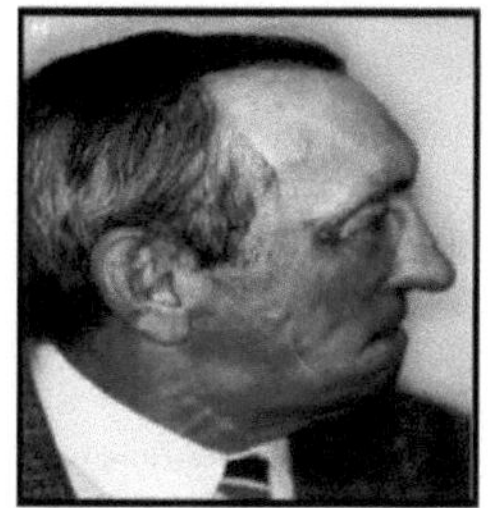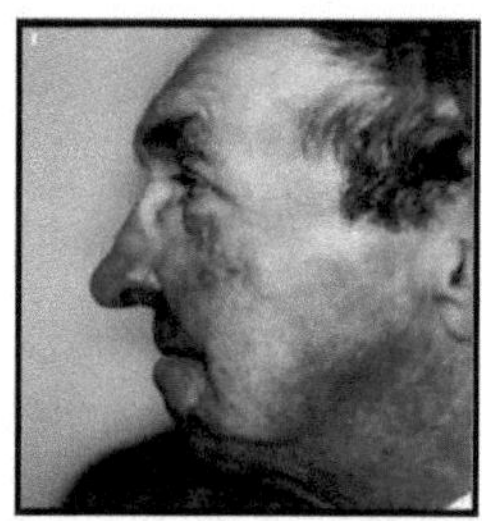

Fig. 7.2. Pré-laminação. (A, B) Doente com queimaduras extensas de espessura total envolvendo o nariz, a bochecha direita e o lábio superior. (C, D) Pré-laminação de retalho composto para reconstrução nasal, da bochecha e do lábio no antebraço. Enxertos de cartilagem são adicionados para a ponta nasal e suporte alar, e enxertos de espessura total são adicionados para o revestimento nasal. (E, F) Retalho pré-laminado descolado 4 semanas depois e transferido microcirurgicamente para reconstruir o nariz, a bochecha direita e o lábio. (G-I) O resultado 6 meses depois, após a separação das subunidades e a revisão do retalho, com vistas frontal e lateral da reconstrução. (De Pribaz JJ, Weiss DD, Mulliken JB, Eriksson E. Prelaminated free flap reconstruction of complex facial defects. Plast Reconstr Surg 1999; 104:357- 65; com permissão).

Pribaz et al[28] relataram recentemente uma série de pacientes tratados com retalhos pré-fabricados para a cabeça e pescoço. Os pedículos vasculares incluíram as artérias temporal superficial, ramo descendente da artéria circunflexa femoral lateral, radial e toracodorsal. Dos 17 casos relatados, 10 foram transplantados como retalhos em ilha, tendo sido pré-fabricados nas proximidades do defeito, e sete foram pré-fabricados em locais distantes e transplantados como retalhos livres usando técnicas microcirúrgicas.

Substitutos de tecidos moles com engenharia de tecidos

A progressão tecnológica nos substitutos da pele tem sido dos enxertos autólogos para os enxertos de bioengenharia. A evolução na substituição de defeitos tridimensionais de tecidos moles está a aproximar-se desta fase. Alguns retalhos pré-laminados e pré-fabricados contêm componentes biossintéticos ou de bioengenharia com um papel estrutural. Uma extensão deste conceito é a ideia de criar um substituto completo de tecidos moles. Jiao descreveu a utilização de um expansor de tecidos em conjunto com queratinócitos cultivados para formar um retalho bilaminar-epitelizado para a reconstrução de defeitos da cavidade oral em ratos. Os queratinócitos suspensos em cola de fibrina foram infundidos no espaço periexpansor antes da expansão. Estes relatórios demonstram a viabilidade de combinar a pré-laminação do retalho e células expandidas para a criação de retalhos com características especiais. Lauer descreveu a utilização de mucosa de engenharia de tecidos como componente de um retalho pré-laminado do antebraço radial para reconstruir a cavidade oral em doentes submetidos a ressecção por carcinoma de células escamosas. Nestes doentes, os queratinócitos de biópsias da mucosa foram expandidos e semeados em matrizes de colagénio antes de serem implantados no antebraço. O resultado funcional da mucosa artificial foi excelente.

Estratégias com células estaminais

As células estaminais mantêm a capacidade de auto-renovação e de produção de células filhas de uma ou mais linhagens diferentes. As células estaminais embrionárias presentes no blastocisto dividem-se para produzir duas células estaminais filhas. Quando as células estaminais adultas se dividem, dão origem a uma célula estaminal adulta e a uma célula mais diferenciada. São células raras no organismo adulto.

Um desafio com que se confronta o engenheiro de tecidos na procura de células estaminais para utilização em várias construções é a identificação da própria célula estaminal. Pode ser evidente, a partir das muitas experiências recentemente publicadas, que essa célula existe, mas ainda não foi demonstrado de forma conclusiva qual o fenótipo exato ou a expressão genética

O perfil de uma célula deste tipo. O desafio seguinte será cultivá-las isoladamente ou em cocultura com as células auxiliares adequadas, nas condições apropriadas. A caraterização dos nichos específicos em que as células estaminais se encontram in vivo, em condições normais, será fundamental para este esforço. Na pele, pensa-se que as células estaminais residem na camada basal e ao longo das cristas profundas da rete e em aproximação aos folículos pilosos. As experiências de transplante de folículos têm sido úteis para identificar as células estaminais e os seus nichos necessários para a substituição do folículo e da epiderme.

Conseguiu-se persuadir as células estaminais a diferenciarem-se para formar diversos tipos de células, como o músculo cardíaco e esquelético, as células endoteliais, os neurónios, as células gliais e todas as células do sistema hematopoiético. Além disso, foi relatado que as células estaminais adultas de várias fontes diferentes (por exemplo, músculo, cérebro e medula óssea) se transdiferenciam em vários tipos de células diferentes (por exemplo, células sanguíneas a partir de células estaminais neurais e músculo cardíaco a partir de células estaminais hematopoiéticas).

Tal como o sistema hematopoiético, a pele é um órgão caracterizado por uma rápida renovação. Por conseguinte, a inclusão de células estaminais numa estratégia de engenharia da pele é um passo lógico. Devido à sua capacidade de se dividirem inúmeras vezes, mantendo a integridade funcional, é provável que as células estaminais dos queratinócitos desempenhem um papel importante na engenharia da próxima geração de enxertos de substituição da pele. Quando os queratinócitos são cultivados, podem ser identificados clones que diferem na sua capacidade de se replicarem ao longo do tempo. Esta é uma das características fundamentais das células estaminais e uma das formas de as definir e classificar. Os holoclones têm um tempo de vida de >140 duplicações e ocupam o primeiro lugar na hierarquia. Os meroclones, que contribuem transitoriamente para a expansão dos queratinócitos, vêm a seguir, e os paraclones, que são progenitores senescentes ou em diferenciação, vêm a seguir. Os enxertos que contêm concentrações mais elevadas de holoclones podem ter melhor desempenho do que aqueles em que estas células foram reduzidas. A identificação da proteína marcadora que diferencia as células estaminais dos queratinócitos de uma população de queratinócitos amplificadores transitórios foi feita por Pellegrini et al.[31] p63 é um fator de transcrição da mesma família que os genes supressores de tumores p53 e p73. Yang et al demonstraram que a p63 é uma proteína importante no desenvolvimento não só do epitélio mas também das estruturas craniofaciais e dos membros. Os ratinhos com defeito nesta proteína apresentam malformações graves durante a embriogénese. Nascem com a derme exposta e outras anomalias nos membros e na região craniofacial. Estes dados sugerem que a p63 pode desempenhar um papel importante na sobrevivência ou na função das células estaminais epidérmicas.

Uma das primeiras aplicações clínicas da tecnologia das células estaminais à engenharia de substitutos da pele mostrou que os queratinócitos cultivados em fibrina mantinham percentagens relativas de holoclones, ou células estaminais de queratinócitos. Quando os queratinócitos cultivados por este método foram combinados com enxertos alodérmicos, os resultados clínicos foram superiores aos dos métodos convencionais de cultura de queratinócitos. Isto apoia a investigação contínua de enxertos de bioengenharia baseados em células estaminais para substituição da pele.

7b. Engenharia de tecidos de vasos sanguíneos

As doenças cardiovasculares ceifam mais vidas todos os anos do que as cinco principais causas de morte combinadas. Os recentes avanços na engenharia de tecidos dão esperança de que, um dia, possam ser fabricados novos substitutos de vasos sanguíneos para aplicações de pequeno diâmetro.

Terapias actuais

Os vasos sanguíneos autólogos foram utilizados pela primeira vez no início do século XX, quando Goyanes relatou o uso de um enxerto para substituir um segmento de artéria excisado, ligando o defeito com a veia poplítea do próprio paciente. Desde então, os enxertos venosos têm mantido a melhor taxa de patência a longo prazo, embora permaneçam limitações, como a deterioração quando expostos a fluxo e pressão aumentados. A utilização de próteses vasculares sintéticas para substituição de vasos sanguíneos naturais tem sido explorada desde a década de 1950. Os tipos de materiais examinados incluem tecidos porosos, tecidos e malhas, muitos dos quais ainda são utilizados atualmente com várias modificações.

Os materiais mais utilizados incluem o politereftalato de etileno (PET) (ou seja, Dacron), o politetrafluoroetileno expandido (ePTFE) (ou seja, Gore-Tex) e o poliuretano compatível. O ePTFE tem uma superfície lisa e apresenta uma boa durabilidade e biocompatibilidade, que são propriedades que tornam este material adequado para enxertos vasculares. O poliuretano tem sido cada vez mais estudado porque foi desenvolvido para corresponder melhor à complacência dos vasos nativos do que o Gore-Tex ou o Dacron.

Estes materiais estão facilmente disponíveis, são relativamente baratos e têm tido sucesso clínico em aplicações com vasos de diâmetro superior a 6 mm. No entanto, os enxertos sintéticos de pequeno diâmetro (<6 mm) (por exemplo, bypass da artéria coronária e bypass femoral-crural) apresentam uma patência insatisfatória a longo prazo devido à trombogenicidade do enxerto e à formação de neoíntima. A necessidade de uma superfície não trombogénica levou à investigação da sementeira de células endoteliais (CE) no lúmen do enxerto. Embora a semeadura de CE melhore a patência do enxerto sintético, a retenção de CE não foi adequadamente alcançada. Além disso, as diferenças de elasticidade entre o material sintético rígido e o tecido biológico distensível criam discrepâncias na tensão nas anastomoses, contribuindo para a hiperplasia intimal. A incompatibilidade de complacência entre o enxerto e o vaso também pode criar pequenas regiões de fluxo perturbado nas anastomoses. Além disso, tem sido demonstrado que os enxertos sintéticos têm um risco aumentado de infeção, limitando ainda mais a sua eficácia clínica. Assim, a oferta insuficiente de vasos patenteados e de pequeno diâmetro disponíveis para utilização como substitutos de vasos sanguíneos levou à exploração de substitutos alternativos de vasos, como os enxertos vasculares de engenharia de tecidos.[32]

Engenharia de tecidos

A criação de um enxerto vascular de engenharia de tecidos (TEVG) envolve normalmente a colheita das células pretendidas, a expansão celular em cultura, a sementeira de células num suporte, a cultura do constructo num ambiente que induz a formação de tecido e a implantação do constructo no doente. Em primeiro lugar, é necessário determinar a fonte de células e as condições de cultura das mesmas. De seguida, as células devem ser cultivadas in vitro para obter um número suficiente para a sementeira. O tempo de cultura in vitro deve ser minimizado para evitar a desdiferenciação celular, que ocorre frequentemente quando as células são removidas do seu ambiente in vivo. Para além do componente celular, é necessário algum tipo de material ou suporte para proporcionar apoio mecânico e integridade. São utilizadas muitas variedades de suportes na engenharia de tecidos, desde proteínas da matriz extracelular (MEC) e outros polímeros naturais até materiais poliméricos sintéticos.

Depois de as células serem semeadas nos suportes, é normalmente necessário outro período de cultura in vitro para permitir a formação de novos tecidos e o desenvolvimento de características mecânicas e funcionais adequadas. Durante o período de cultura, a construção deve receber os sinais químicos e mecânicos necessários para que as células sintetizem proteínas, remodelem o tecido e organizem o seu ambiente de forma a que a construção se desenvolva num enxerto funcional com propriedades mecânicas semelhantes às dos vasos nativos. A maioria das estratégias de engenharia de tecidos tenta criar enxertos vasculares de pequeno calibre, imitando de perto a estrutura, a função e o ambiente fisiológico dos vasos nativos. As artérias normais possuem três camadas (Fig.7.3)

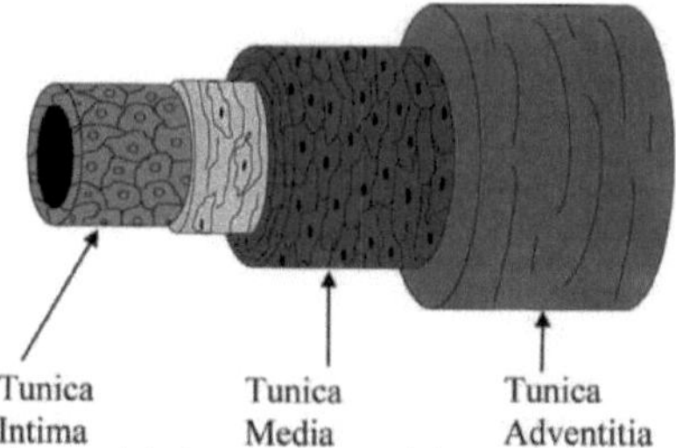

Fig. 7.3. Três camadas de paredes arteriais As paredes arteriais são compostas por três camadas (ou túnicas). (1) a camada endotelial luminal (denominada íntima), (2) a camada intermédia medial e (3) a camada adventícia externa.

A íntima é constituída por uma monocamada de células endoteliais (CE), que impede a agregação espontânea de plaquetas e regula a permeabilidade do vaso, o comportamento das células musculares lisas vasculares e a homeostasia. Na camada média, a camada mais espessa, as células musculares lisas (SMCs) alinham-se circunferencialmente num padrão helicoidal à volta do vaso e estão rodeadas por proteínas densas da MEC. Este alinhamento das SMC e as proteínas da MEC, que consistem principalmente em elastina e colagénio (tipo I e III), dentro desta camada contribuem para a maior parte da resistência mecânica do vaso. A dilatação e a constrição do vaso devem-se à resposta da SMC medial a estímulos externos. Finalmente, a camada adventícia contém células fibroblásticas, tecido conjuntivo, o fornecimento microvascular e uma rede neural que regula a vasotona do vaso sanguíneo. A recriação de algumas ou de todas as camadas dos vasos e das suas propriedades pode resultar no desenvolvimento de um enxerto vascular patente e funcional. No entanto, é provável que seja necessário um mínimo de uma camada de SMC e uma monocamada de CE luminal para que um TEVG bem-sucedido evite a trombose e mantenha a integridade estrutural.[32]

Abordagens TEVG actuais

São muitos os parâmetros envolvidos na conceção de TEVGs, sendo um dos principais a escolha do suporte. Os esforços em matéria de TEVG têm explorado muitos tipos diferentes de materiais de base para construir e reconstituir a morfologia, a função e as propriedades mecânicas dos vasos sanguíneos, incluindo proteínas derivadas da MEC e biomateriais sintéticos. Os materiais sintéticos podem não possuir todos os sinais celulares necessários; no entanto, esses materiais poliméricos oferecem um controlo reprodutível e preciso das propriedades do material.[32]

Materiais de andaime naturais

Colagénio

Um dos primeiros TEVGs desenvolvidos baseava-se num suporte de colagénio natural do tipo I suportado por um material sintético Dacron tricotado para proporcionar a resistência à tração necessária. Este estudo forneceu provas iniciais da viabilidade da engenharia de tecidos de um substituto de vaso sanguíneo, criando camadas semelhantes às de um vaso sanguíneo utilizando componentes da MEC e células vasculares. Foram utilizadas células endoteliais bovinas cultivadas, células musculares lisas e fibroblastos embebidos em colagénio bovino desnaturado para construir um enxerto vascular com várias camadas. A formação do endotélio foi confirmada pela produção de marcadores biossintéticos, como a prostaciclina e o fator de von Willebrand. A resistência deste modelo para suportar a pressão intraluminal foi proporcional ao conteúdo de colagénio e à densidade celular. No entanto, o enxerto de engenharia resultante não alcançou resistência mecânica suficiente para suportar condições fisiológicas, a menos que fosse adicionada uma manga de malha de Dacron de suporte. Expandindo esta abordagem, outros exploraram a utilidade potencial das estruturas de colagénio, avaliando matrizes de colagénio descelularizadas de tecido porcino. A submucosa do intestino delgado (SIS) foi isolada e tratada quimicamente para remover o componente celular, deixando uma matriz intacta que contém principalmente colagénio. Como candidata a enxertos vasculares, a SIS possui propriedades mecânicas aceitáveis e apresenta uma melhor complacência do que os enxertos venosos atualmente utilizados. Num esforço, Huynh et al prepararam tubos de SIS e ligaram quimicamente as camadas de colagénio de forma minimamente cruzada para proporcionar resistência mecânica, mantendo a biocompatibilidade. A superfície interna dos enxertos foi tratada com um complexo de heparina para inibir a trombose e depois implantada em coelhos. Apesar dos progressos realizados em relação às estruturas à base de colagénio, existem problemas relacionados com a trombogenicidade e as respostas imunitárias ao colagénio xenogénico.[32]

Matriz arterial descelularizada

A utilização de condutas de matriz acelular xenogénica tem sido investigada, mas permanece controversa. Nesta abordagem, os vasos são tratados com tripsina e ácido etilenodiaminotetracético para remover as células, deixando uma matriz intacta que pode ser utilizada para transplante. A biocompatibilidade e a estabilidade mecânica dos condutos de matriz descelularizada podem ser vantajosas para o desenvolvimento de TEVG. As artérias porcinas descelularizadas foram semeadas com células endoteliais humanas e SMCs isoladas da veia safena. Após exposição a fluxo pulsátil em condições fisiológicas, a matriz porcina desenvolveu com sucesso uma monocamada endotelial. Este estudo demonstrou a viabilidade de gerar enxertos vasculares in vitro a partir de matrizes animais acelulares e células humanas. As tentativas de melhorar a biocompatibilidade dos xenoenxertos incluíram a proteólise de artérias carótidas bovinas ou porcinas. Esta forma descelularizada proporcionou uma MEC com fibras de colagénio e elastina corretamente dispostas, sem resposta imunitária ou inflamatória. No entanto, a fibrose acabou por tornar estes enxertos infrutíferos. Tal como o colagénio derivado de animais, as preocupações em torno da transmissão de doenças e das respostas imunitárias do tecido xenogénico continuam a ser problemáticas.[32]

Folhas de células

L'Heureux et al[33] aplicaram uma abordagem única no fabrico de um TEVG utilizando materiais biológicos. As células musculares lisas da veia umbilical e os fibroblastos da pele humana foram cultivados durante 5 semanas para formar folhas com células super confluentes e ECM sintetizada pelas células. Durante 8 semanas, a construção foi cultivada num bioreactor concebido para fornecer perfusão do meio de cultura e suporte mecânico. Após a cultura, o lúmen foi semeado com células endoteliais, formando assim as três camadas representativas de uma artéria nativa. A força de rutura destes enxertos excedeu largamente a das veias nativas. Histologicamente, as SMCs estavam alinhadas circunferencialmente e produziam uma quantidade significativa de proteínas ECM. Quando implantados in vivo, estes substitutos vasculares apresentaram uma taxa de permeabilidade de 50% uma semana após a implantação. A construção consiste inteiramente em células humanas e proteínas ECM humanas e apresenta uma resistência mecânica impressionante, o que torna esta estratégia atractiva. No entanto, grande parte da força das construções foi atribuída à camada adventícia em vez da camada média, como é normalmente observado nos vasos sanguíneos. Foi também observada alguma formação de trombos no local do enxerto após a implantação. Além disso, foi necessário um período de 12 semanas para cultivar as células e preparar uma construção madura. L'Heureux et al[51] aplicaram uma abordagem única no fabrico de um TEVG utilizando materiais biológicos. As células do músculo liso da veia umbilical e os fibroblastos da pele humana foram cultivados durante 5 semanas para formar folhas com células super confluentes e ECM sintetizada pelas células. As folhas de células foram enroladas sequencialmente à volta de um mandril para formar primeiro a camada média e depois a camada adventícia. Durante 8 semanas, a construção foi cultivada num bioreactor concebido para fornecer perfusão do meio de cultura e suporte mecânico. Após a cultura, o lúmen foi semeado com células endoteliais, formando assim as três camadas representativas de uma artéria nativa. A força de rutura destes enxertos excedeu largamente a das veias nativas. Histologicamente, as SMCs estavam alinhadas circunferencialmente e produziam uma quantidade significativa de proteínas ECM. A construção consiste inteiramente em células humanas e proteínas ECM humanas e exibe uma força mecânica impressionante, o que torna esta estratégia atractiva. No entanto, grande parte da força das construções foi atribuída à camada adventícia em vez da camada média. Além disso, foi necessário um período de 12 semanas para cultivar as células e preparar uma construção madura.

Suportes de polímeros sintéticos

Embora os materiais de suporte naturais referidos anteriormente tenham tido algum sucesso, as preocupações com a transmissão de doenças, as dificuldades de processamento dos materiais e as propriedades mecânicas frequentemente fracas levaram alguns grupos a concentrarem-se no desenvolvimento de biomateriais sintéticos como suportes. Os polímeros sintéticos bioabsorvíveis podem ser concebidos para proporcionar um ambiente de transição, fornecendo uma estrutura de apoio ao tecido em desenvolvimento. A taxa de degradação destes materiais pode frequentemente ser adaptada para corresponder à taxa de formação de novos tecidos, de modo a criar espaço para o crescimento celular e a deposição da matriz. Estes materiais servem de guias para a regeneração de tecidos em três dimensões e oferecem a possibilidade de controlar as variáveis estruturais e as propriedades do andaime, tais como a estrutura molecular, o peso molecular, as propriedades de degradação, a porosidade e as propriedades mecânicas.

Suportes de ácido poliglicólico

O ácido poliglicólico (PGA), poliéster biodegradável, tem demonstrado uma biocompatibilidade relativamente boa e tem sido extensivamente estudado para numerosas aplicações de engenharia de tecidos. Os TEVGs foram fabricados utilizando estruturas de malha de PGA, semeados com células musculares lisas da aorta bovina e cultivados em biorreactores de fluxo pulsátil contendo um meio com factores de crescimento e suplementos. Após 8 semanas, estes vasos cultivados exibiram concentrações aumentadas de colagénio e propriedades mecânicas melhoradas. Os construtos apresentaram maior resistência à retenção da sutura e a pressão de rutura destes enxertos foi comparada com a dos enxertos venosos típicos (veia safena humana: 1680 F 307 mm Hg versus enxerto de PGA: 2150 F 700 mm Hg). Quando esses enxertos foram semeados com células endoteliais autólogas na superfície luminal, perfundidos continuamente por 3 dias e implantados em porcos, eles permaneceram patentes por até 4 semanas. As secções histológicas de vasos formados com esta

técnica são mostradas na Fig. 7.4

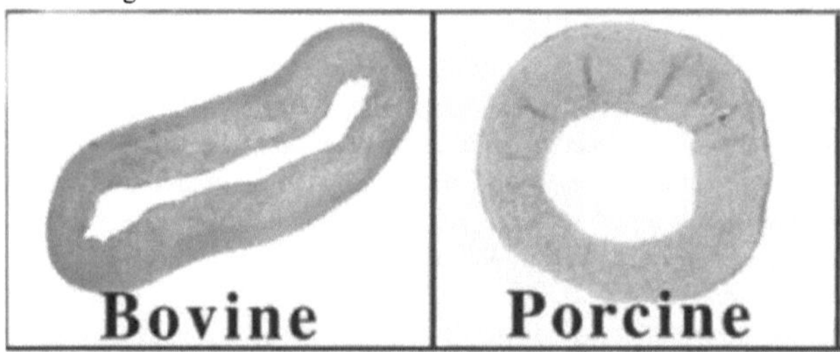

Fig. 7.4. Vasos cultivados a partir de células vasculares de bovinos e suínos (ampliação original _40). (Micrografias cortesia da Dra. Laura Niklason, Duke University, Durham, NC).

Scaffolds de poli (etilenoglicol) Os derivados de poli (etilenoglicol) (PEG) estão atualmente a ser estudados como scaffolds de hidrogel para substitutos de vasos sanguíneos. Estes materiais são hidrofílicos, biocompatíveis e intrinsecamente resistentes à adsorção de proteínas e à adesão celular. Assim, o PEG fornece uma "folha em branco", desprovida de interacções biológicas, sobre a qual se pode construir a biofuncionalidade desejada. As soluções aquosas de PEG acrilado podem ser rapidamente fotopolimerizadas em contacto direto com células e tecidos sem efeitos deletérios. Além disso, os materiais à base de PEG podem ser tornados bioactivos através da inclusão de péptidos proteoliticamente degradáveis na espinha dorsal do polímero e através do enxerto de péptidos de adesão ou de factores de crescimento na rede de hidrogel durante o processo de fotopolimerização. Recentemente, foram desenvolvidos hidrogéis de PEG que imitam amplamente as propriedades do colagénio. Os hidrogéis de PEG enxertados com um péptido adesivo sintético RGDS e a sequência de péptidos sensíveis à colagenase GGGLGPAGGK promoveram a migração de fibroblastos. Após 7 dias de incubação, aproximadamente 70% das células migraram através dos hidrogéis sensíveis à colagenase do que através dos géis de colagénio, sem diferença estatisticamente significativa entre os dois grupos. Estes materiais podem permitir captar as vantagens de um suporte natural, como as interacções específicas célula-material e a remodelação proteolítica em resposta à formação de tecido, ao mesmo tempo que se obtêm os benefícios de um material sintético (ou seja, facilidade de processamento e capacidade de manipulação das propriedades mecânicas).[32]

Potenciais problemas na engenharia de tecidos vasculares

Os esforços para criar TEVGs permanecem numa fase inicial de desenvolvimento, e existem vários problemas potenciais. A permeabilidade do enxerto é ameaçada pela trombose, muito provavelmente devido a problemas com a retenção de células endoteliais após a implantação ou com alterações na função das células endoteliais após a cultura in vitro. Além disso, a possibilidade de falha por rebentamento após a implantação no ambiente de fluxo fisiológico suscita preocupação porque as consequências seriam catastróficas. Observa-se que as propriedades mecânicas dos TEVGs são geralmente inferiores às das artérias nativas, pelo que se iniciaram várias abordagens para resolver estas questões. Muitas investigações têm-se centrado nas modificações da MEC - especificamente, no aumento da produção ou organização da MEC. Estas estratégias podem eventualmente ser utilizadas em combinação para um fabrico ótimo de TEVG.

Trombose

A principal causa de insucesso dos enxertos vasculares é a trombose. A engenharia genética de células vasculares ex vivo pode constituir uma estratégia eficaz para melhorar as propriedades dos enxertos em aplicações de engenharia de tecidos. Os investigadores relataram a transdução de células vasculares, tais como células endoteliais, fibroblastos e células musculares lisas. A sementeira de construções de enxertos vasculares de pequeno diâmetro com células endoteliais ou células musculares lisas geneticamente modificadas para segregar factores antitrombóticos é um método potencial para melhorar as taxas de patência dos enxertos. A título de exemplo, as células endoteliais de babuíno foram geneticamente modificadas com um vetor retroviral que codifica factores antitrombóticos, nomeadamente o ativador do plasminogénio tecidular (tPA) e o ativador da uroquinase-plasminogénio (uPA) ancorado em glicosilfosfatidilinositol. As células modificadas foram semeadas na superfície luminal de superfícies de Dacron revestidas de colagénio e introduzidas em derivações arteriovenosas em babuínos. Foi observada uma redução significativa da acumulação de plaquetas e fibrina nos enxertos que continham células endoteliais modificadas que expressavam tPA ou uPA. Noutra abordagem, a utilização de um inibidor da agregação plaquetária, o óxido nítrico, tem-se revelado promissora. Utilizando uma abordagem ex vivo, as células do músculo liso bovino transfectadas lipossomalmente com óxido nítrico sintase III (NOS III) e GTP ciclohidrolase, que produz um cofator essencial para a atividade da NOS, foram cultivadas como monocamadas em lâminas de plástico ou biomateriais de interesse e depois colocadas numa câmara de fluxo de placas paralelas. As células musculares lisas com expressão de NOS apresentaram uma atividade proliferativa reduzida, o que pode reduzir a incidência de hiperplasia intimal. Estes estudos demonstraram que uma abordagem de engenharia genética ex vivo pode ser útil para alterar a trombogenicidade das superfícies de TEVG. Uma abordagem alternativa de terapia genética para reduzir a trombogenicidade das superfícies de TEVG utilizaria células vasculares transfectadas com o fator de crescimento das células endoteliais vasculares (VEGF). Foi demonstrado que o VEGF é mitogénico para as CE in vitro e estimula a angiogénese in vivo. Mais importante ainda, a resposta mitogénica associada ao VEGF é restrita às CE, o que permite que o VEGF seja administrado sem preocupações de hiperplasia intimal das SMC. O tratamento com VEGF pode incentivar a proliferação de CEs semeadas na superfície luminal e estimular a migração endógena de células endoteliais do hospedeiro a partir das anastomoses. A transfecção de SMCs com VEGF pode permitir um tratamento localizado e prolongado. Além disso, verificou-se que as SMCs produtoras de VEGF promovem a proliferação e migração de células endoteliais utilizando modelos in vitro[32] (Fig. 7.5).

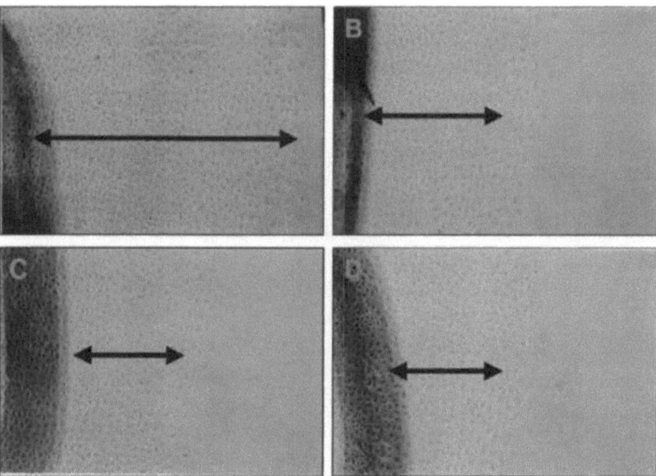

Fig. 7.5. Migração de CEs numa superfície de colagénio em resposta a (A) SMCs transfectadas com VEGF (ampliação original _10) ou (B) SMCs transfectadas com mock (ampliação original _10). O anticorpo neutralizador de VEGF reduziu a migração de CEs expostas a (C) SMCs transfectadas com VEGF (ampliação original _10) em comparação com a observada em poços semeados com GFP-SMCs (D) (ampliação original _10).

Alteração das propriedades mecânicas do TEVG

Em muitas das construções de TEVG investigadas, não foi possível obter propriedades mecânicas semelhantes às do tecido arterial. A maioria dos esforços para melhorar o desempenho mecânico do TEVG tem-se centrado no desenvolvimento da MEC, particularmente da camada média, o principal contribuinte para a resistência do vaso, e das SMCs que segregam e organizam estes componentes. Um método para aumentar a produção de MEC e a formação de tecido envolve o condicionamento mecânico da construção de engenharia de tecidos. Uma grande quantidade de investigação examinou o comportamento das SMC em resposta ao estiramento cíclico e concluiu que esses estímulos são importantes para o fabrico de tecido vascular. Foi também demonstrado que o estiramento aumenta a síntese de colagénio dos tipos I e III e de condroitina-6-sulfato sem estimular a síntese de ADN. Além disso, foi observada a organização do tecido, evidenciada pelo alinhamento perpendicular das SMCs à direção da tensão aplicada. O aumento da produção de matriz e da organização do tecido levou a que as construções de esponja de colagénio atingissem uma maior resistência à tração e módulos elásticos em comparação com os controlos estáticos. Além disso, verificou-se que as SMC da aorta humana semeadas em membranas elásticas revestidas com fibronectina e esticadas a 10% durante 7 dias se alinhavam perpendicularmente à força aplicada. Estas células exibiram uma morfologia contrátil mais fusiforme, que é normalmente observada in vivo, em comparação com os controlos estáticos bem espalhados (Fig. 7.6).

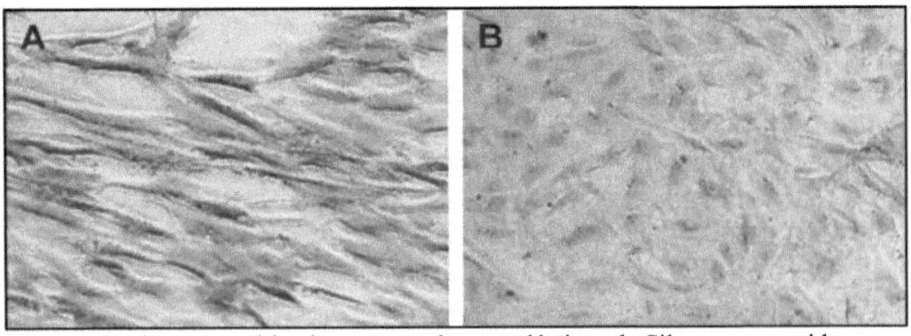

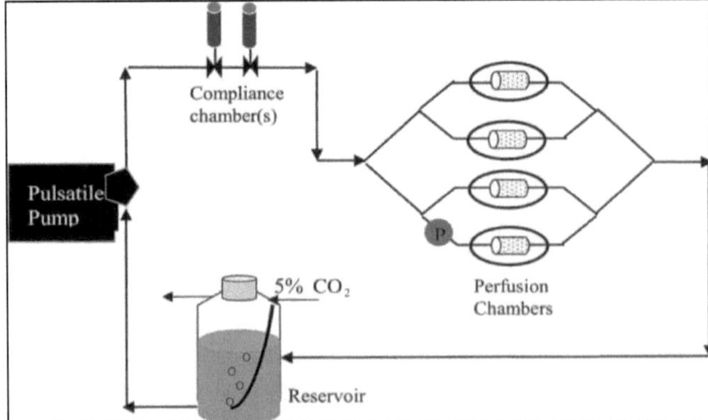

Fig. 7.6. SMCs da aorta humana cultivadas em membranas elásticas de Siloxane revestidas com fibronectina e sujeitas a 10% de tensão a 1 Hz durante 7 dias (A) ou colocadas em cultura estática (B). Os espécimes foram corados com fucsina de ácido escarlate de Biebrich (ampliação original _20).

Foram obtidos resultados semelhantes em construções tridimensionais. As construções tubulares de colagénio semeadas com SMCs foram cultivadas sobre mangas de silicone de paredes finas e expostas a pressões intraluminais reguladas, para esticar o vaso de forma repetida, até 8 dias. A distensão cíclica de 10% do diâmetro provocou a contração das estruturas, o alinhamento das SMC e dos feixes de fibras de colagénio circunferencialmente à volta do vaso e a melhoria das características mecânicas da estrutura. Este sistema modelo foi utilizado para investigar a capacidade de remodelação destas construções através da atividade das metaloproteinases da matriz (MMPs) conhecidas por clivar fragmentos de colagénio tipo I solubilizados. As construções mecanicamente condicionadas durante 4 dias continham quantidades cinco vezes superiores de MMP-2 em comparação com os controlos estáticos e aumentavam a atividade das MMP-2. Estes estudos indicam que a remodelação dos suportes de colagénio mediada pela tensão é essencial para melhorar as propriedades mecânicas das construções. Devido aos efeitos profundos da tensão cíclica na orientação das SMC, na produção de ECM e na organização dos tecidos, a pré-cultura de construções de enxertos vasculares num sistema de bioreactor de fluxo pulsátil pode ajudar a recriar a estrutura natural e a resistência mecânica dos vasos nativos. Um esquema de um sistema típico de biorreactor de fluxo pulsátil é apresentado na Fig. 7.7

Fig. 7.7. Um exemplo esquemático de um bioreactor de fluxo pulsátil para condicionamento mecânico de construções TEVG. Um reservatório armazena o meio de cultura e mantém a aeração e o pH adequados. O meio é bombeado para todo o sistema através de uma bomba pulsátil. A forma de onda gerada pela bomba é regulada por uma câmara de conformidade para atingir as pressões intraluminais desejadas e o grau de tensão na parede do enxerto.

Os estímulos mecânicos do fluxo pulsátil poderiam gerar a tensão cíclica necessária para alterar a produção de ECM, criando assim uma construção histologicamente organizada e funcional com características mecânicas satisfatórias para implantação. Para desenvolver um substituto de vaso sanguíneo, as construções de PGA foram cultivadas num bioreactor de sopro pulsátil que gera 165 bpm e 5% de tensão radial. A frequência de pulsação deste sistema foi escolhida para imitar a frequência cardíaca fetal, que se acreditava poder proporcionar condições óptimas para a formação de novos tecidos. No entanto, a maioria das investigações de condicionamento mecânico acima mencionadas efectuou estudos de tensão a 60 bpm, que é mais representativa de uma frequência cardíaca de adulto, com resultados promissores. Por conseguinte, as condições óptimas de cultura em bioreactor para o desenvolvimento de um TEVG continuam por esclarecer. No entanto, esse sistema mostra-se promissor para a produção de um substituto de vaso sanguíneo com os componentes mecânicos e bioquímicos necessários. A produção de ECM pode ainda ser melhorada através da suplementação bioquímica. Foi demonstrado que compostos como o ácido ascórbico e o fator de crescimento transformador beta (TGF-b) estimulam a síntese de proteínas da matriz pelas células. Infelizmente, o ascorbato também diminui a produção de elastina, até 25% menos durante 4 semanas em cultura; assim, pode ser necessário outro sinal químico para encorajar a secreção deste componente integral da camada média. Foi relatado que as SMCs aumentam a produção de ECM em resposta ao TGF-b, mas a proliferação de SMC não é afetada, o que reduz grandemente a probabilidade de desenvolvimento de hiperplasia intimal. Além disso, as moléculas bioactivas, como o TGF-b, podem ser incorporadas covalentemente em suportes para induzir a síntese de proteínas pelas SMCs vasculares. Numa investigação, o TGF-b solúvel e o TGF-b ligado a hidrogéis à base de PEG aumentaram significativamente a produção de colagénio das SMC vasculares semeadas nestes materiais de suporte.

Uma vez elaborada a MEC, esta pode ser remodelada e reticulada para melhorar a resistência mecânica do TEVG. A glicação, a ligação cruzada não enzimática das proteínas da MEC por açúcares redutores, foi proposta como uma estratégia para aumentar a rigidez e a resistência das construções de gel de colagénio semeadas com SMCs. Estas construções foram cultivadas durante 10 semanas sob concentrações elevadas de glucose ou ribose. A rigidez de tração circunferencial das construções mostrou um aumento de 16 vezes em relação às construções cultivadas normalmente, enquanto a resistência à tração aumentou quatro vezes. Embora a conformidade da construção tenha sido comparada favoravelmente, a resistência à tração e a pressão de rutura foram significativamente inferiores às das artérias. A reticulação da MEC também pode resultar da atividade enzimática da lisil oxidase (LO) ou da transglutaminase tecidular. A desmosina é produzida na reticulação da elastina mediada pela LO e é normalmente utilizada como marcador bioquímico da reticulação da MEC. As ligações cruzadas catalisadas por LO estão presentes em vários tecidos conjuntivos do corpo, incluindo osso, cartilagem, pele e pulmão, e acredita-se que sejam a principal fonte de resistência mecânica dos tecidos. A reticulação mediada por LO, a transglutaminase tecidular ou a glicação podem ser potencialmente utilizadas em combinação com condicionamento mecânico ou factores bioquímicos, como o TGF-b, que aumentam a síntese de proteínas da MEC para obter efeitos sinérgicos. Esta estratégia pode melhorar as características mecânicas dos TEVGs e minimizar o tempo de cultura in vitro antes da implantação.[32]

7c. Nervo periférico submetido a engenharia de tecidos

É possível desenvolver e utilizar uma construção nervosa com engenharia de tecidos? Poderemos colmatar adequadamente as lacunas nervosas com material bioartificial que permita o retorno da função sensorial e motora? Ou será que os nossos esforços devem continuar a centrar-se no desenvolvimento de mecanismos alternativos de estimulação muscular, tais como dispositivos eléctricos implantáveis? O tempo responderá a estas questões. No entanto, com o advento das novas tecnologias celulares e da engenharia genética, poderemos ser capazes de estimular o crescimento do corpo das células nervosas de forma semelhante à que se verifica durante o período de desenvolvimento. Para compreender plenamente as nossas abordagens às construções de engenharia nervosa, é útil dividir estes dispositivos de ligação em quatro componentes principais. Estes incluem andaimes para colmatar as lacunas, células de suporte, factores de crescimento e algum material não identificado que designamos por "matriz extracelular".[34]

Andaimes

As tentativas originais de reparação de nervos remontam a 1608, mas só no século XIX é que os médicos começaram a concentrar esforços consideráveis na reparação de nervos. Na década de 1960, Millesi introduziu o conceito de microcirurgia, em que os fascículos nervosos individuais em cada coto nervoso podiam ser alinhados com precisão como forma de melhorar drasticamente o sucesso da regeneração.[34]

Existem várias propriedades essenciais que todos os canais de orientação devem possuir: (1) Devem ser facilmente formados num conduto com o diâmetro e a espessura de parede pretendidos, (2) devem ser simples de implantar utilizando técnicas microcirúrgicas e (3) devem ser esterilizáveis. Além disso, os materiais permanentes não são desejados porque representam um risco mais grave de infeção, tendem a provocar reacções do tecido conjuntivo e podem comprimir os nervos ou deslocar-se. Têm sido utilizados materiais sintéticos e naturais para os canais de orientação. Tem sido dada uma atenção considerável à utilização de materiais naturais para os suportes de nervos. A vantagem da biocompatibilidade diminui o potencial efeito tóxico da utilização de materiais inertes ou sintéticos. O obstáculo que se mantém é a resposta imunitária indesejável, dependendo do doente ou da origem do material. Um trabalho recente de MacKinnon et al[35] demonstrou que a imunossupressão de baixa dose com FK 506 produziu uma melhor regeneração com a utilização de aloenxertos. Além disso, a potencial utilização de produtos cadavéricos através de um processamento especializado pode eliminar as células responsáveis por esta reação imunológica, deixando a estrutura de suporte para o crescimento axonal. Foi demonstrado que vários materiais sintéticos biodegradáveis suportam a regeneração nervosa. Embora tenha sido desenvolvida uma variedade de materiais adicionais, a aprovação do PLGA para uso clínico incentivou a sua utilização em relação a outros materiais. As propriedades físicas, como as dimensões do conduto, a porosidade da parede, a textura da superfície e as propriedades eléctricas inerentes, também influenciam drasticamente os efeitos da regeneração nervosa. Estas alterações nas propriedades físicas afectam diretamente a difusão de materiais nutritivos; permitem a aceleração do crescimento axonal para determinadas características, como superfícies lisas; e podem inibir células prejudiciais, como os fibroblastos, que podem provocar a formação de mais cicatrizes. A natureza exacta do conduto ideal é desconhecida. Uma combinação de materiais sintéticos e naturais pode ser a solução ideal. A capacidade dos axónios atravessarem um auto-enxerto através de canais predefinidos criados pelo alinhamento das células de Schwann não foi duplicada com os materiais ou desenhos atualmente utilizados. A utilização de um tubo redondo não é provavelmente adequada para lacunas nervosas maiores. À medida que a nossa capacidade de conceber e modificar o material do andaime para tamanhos e dimensões apropriados for melhorando, será encontrada a combinação correcta.

Células de suporte

A inclusão de células de suporte neuronal é fundamental para a proliferação axonal. Embora os mecanismos subjacentes exactos que regulam a aposição dinâmica axónio/células de Schwann sejam desconhecidos, as experiências apoiam o conceito de que as células de Schwann oferecem um substrato altamente preferido para a migração dos axónios e para a libertação de factores bioactivos que aumentam ainda mais a migração do nervo. No nervo normal, as células de Schwann parecem ser quiescentes; no entanto, após uma lesão nervosa, as células de Schwann no nervo distal sofrem alterações extensas concomitantes com a degeneração axonal. As células de Schwann desempenham um papel importante na regeneração dos nervos periféricos, provavelmente através de vários mecanismos. Estes incluem a libertação de factores de crescimento e, talvez, um papel mecânico, colmatando a lacuna entre a migração do cone de crescimento axonal e a membrana basal. Apesar do papel desempenhado pelas células de Schwann, os estudos que demonstraram uma melhoria do crescimento axonal através da colocação de células de Schwann num suporte não resolveram todos os problemas da regeneração axonal. Continuam a existir questões relacionadas com a imunogenicidade.

A utilização de células de Schwann autógenas continuaria a exigir a colheita de nervos sensoriais periféricos para cultura e expansão antes da implantação. Devem ser exploradas fontes alternativas de células. Dados recentes do nosso laboratório utilizaram fibroblastos para atuar como células de Schwann, libertando factores de crescimento nervoso (NGF) para a proliferação axonal. A utilização destas células permite uma colheita fácil (através de biópsia cutânea), facilidade de expansão e crescimento, e maior resiliência para implantação. As preocupações com a formação excessiva de cicatrizes limitaram o nosso entusiasmo inicial por estas células. Além disso, postula-se que as células de Schwann são as células de suporte primário para a migração axonal periférica. Outras células podem ser responsáveis por este crescimento axonal. As células estaminais pluripotentes podem permitir múltiplas vias de diferenciação, criando um ambiente propício ao apoio da regeneração axonal.

Factores de crescimento

Os factores neurotrópicos e neurotróficos solúveis podem ser incorporados diretamente nos condutos de orientação nervosa. Alguns destes factores incluem o NGF, o fator neurotrófico derivado do cérebro (BDNF), o fator de crescimento semelhante à insulina (IGF-1, IGF-2), os factores de crescimento derivados das plaquetas, o fator de crescimento dos fibroblastos e o fator neurotrófico ciliar. Embora uma variedade de compostos familiares (por exemplo, neurotrofinas, citocinas e derivados da insulina) estimule a migração dos nervos periféricos direta ou indiretamente, o NGF parece ter o maior efeito. Há cada vez mais provas de que muitas moléculas neurotróficas (NGF, BDNF, NT-3, NT-4/5) actuam diretamente para promover a sobrevivência e indiretamente sobre os axónios em regeneração através de células não neuronais. Foi demonstrado que o NGF previne completamente a morte de neurónios sensoriais axotomizados após administração exógena. Os factores de crescimento podem ser administrados através de uma variedade de mecanismos. Tradicionalmente, os factores de crescimento eram administrados de forma exógena através da aplicação de tubos ou injecções. Este sistema de administração permite um "pico" único que ocorre após a aplicação. Além disso, não é possível regular o fornecimento de factores de crescimento na concentração pretendida na interface axonal/células de Schwann (localização específica). O problema com a administração de factores de crescimento em microesferas é que a degradação pode ser variável. A degradação começa imediatamente após a administração. Os níveis de factores de crescimento podem exigir tempos e sequências de administração alternativos. O mesmo se aplica à aplicação e incorporação de factores de crescimento em estruturas sintéticas. Numa tentativa de incorporar estas questões na administração de factores de crescimento, o nosso laboratório conseguiu regular a secreção de NGF in vitro, permitindo a dosagem, o tempo e a libertação contínua através da transfecção de células HEK-293. Acreditamos que esta aplicação oferece um mecanismo de administração mais atrativo do que o que foi utilizado anteriormente.

Matriz extracelular

Os factores adicionais que têm de ser incorporados nas construções nervosas de engenharia de tecidos são desconhecidos. Nós rotulámos provisoriamente isto como "matriz extracelular". Parece, no entanto, haver algum material adicional ou uma combinação de material que está a faltar. Foi demonstrado que as moléculas insolúveis da matriz extracelular, incluindo a laminina, a fibronectina e algumas formas de colagénio, promovem a extensão axonal e melhoram a regeneração axonal quando incorporadas no lúmen dos canais de orientação nervosa. No entanto, a incorporação de materiais matriciais por si só não é suficiente. As direcções futuras podem permitir-nos determinar o "elo em falta".

Direcções futuras

A engenharia genética pode ser a chave para o desenvolvimento futuro de construções nervosas com engenharia de tecidos. Com a capacidade de identificar e talvez eliminar sequências genéticas específicas, poderemos ser capazes de identificar e modificar genes críticos para o desenvolvimento neuronal. Talvez consigamos reverter o corpo da célula nervosa para a sua fase de desenvolvimento, permitindo o crescimento de nervos periféricos vistos de forma semelhante no desenvolvimento.

7D. ENGENHARIA DO TECIDO MUSCULAR

A reconstrução cirúrgica do tecido muscular perdido por lesão traumática ou ablação tumoral é dificultada pela falta de disponibilidade de substituição funcional do tecido nativo. Até à data, existiam poucas alternativas para a restauração funcional dos tecidos musculares perdidos. A transferência livre de tecidos, embora seja uma prática comum, está associada a uma morbilidade significativa no local do dador. A regeneração ou a engenharia de novos tecidos poderá um dia permitir a substituição de tecidos e órgãos perdidos, danificados ou em falência.

As técnicas de tentativa de regeneração de tecidos e órgãos humanos (ou seja, engenharia de tecidos) entraram recentemente na prática clínica.[36]

Engenharia de tecidos do músculo esquelético

O músculo esquelético é um tecido altamente especializado. A sua principal função é gerar contração longitudinal. Os músculos esqueléticos são tecidos únicos compostos por feixes de fibras musculares altamente orientadas e densas, cada uma delas uma célula multinucleada derivada de mioblastos. Estes conjuntos celulares estruturados uniaxialmente são característicos do tecido muscular esquelético. Durante as lesões musculares, as miofibras tornam-se necróticas e são removidas pelos macrófagos. Os mioblastos (células satélite) dispersos abaixo da lâmina basal das miofibras, que permanecem num estado quiescente e indiferenciado, podem entrar no círculo mitótico. Isto induz a proliferação e a fusão de mioblastos para formar miotubos multinucleados e alongados que se auto-montam para formar uma estrutura mais organizada, nomeadamente a fibra muscular. As células satélite migram e proliferam na área lesionada e formam uma rede de tecido conjuntivo (fibrose muscular). Este processo é designado por "formação de tecido cicatricial" e conduz a uma perda de funcionalidade. A incidência de células satélite no músculo esquelético é baixa (1%-5%) e depende da idade e da composição das fibras musculares. O músculo esquelético tornou-se um modelo geral para a compreensão de muitos princípios fundamentais do desenvolvimento, incluindo os mecanismos de diferenciação celular, a morfogénese e o antagonismo entre o crescimento e a diferenciação.[37] Muitos dos passos envolvidos no desenvolvimento de mioblastos a partir de células precursoras mesodérmicas e a sua subsequente diferenciação em fibras musculares multinucleadas correspondem à expressão de factores de transcrição específicos e sistemas de sinalização que controlam cada evento de desenvolvimento. Esses factores são MyoD, myf-5, miogenina e myf-6/MRF4/herculina, que é uma família de factores de transcrição miogénicos de hélice básica e hélice em anel. Há uma variedade de problemas associados à transferência de tecido muscular autólogo para restaurar a função muscular após ablação tumoral, trauma ou desnervação prolongada. A abordagem comum de transplante de retalhos musculares está associada à morbidade do local doador. A colheita cirúrgica de uma massa significativa de músculo causa perda funcional e deficiência de volume. Além disso, o tecido transferido não é normalmente concebido para funcionar na sua nova capacidade e pode degenerar antes de se integrar no seu novo local.

Existem duas abordagens gerais para a criação de tecido muscular esquelético artificial. Uma forma é regenerar células satélite autólogas por biópsia, expandir e diferenciar células num ambiente tridimensional definido in vitro num bioreactor artificial e reimplantar o neotecido após a diferenciação (Fig. 7.8).

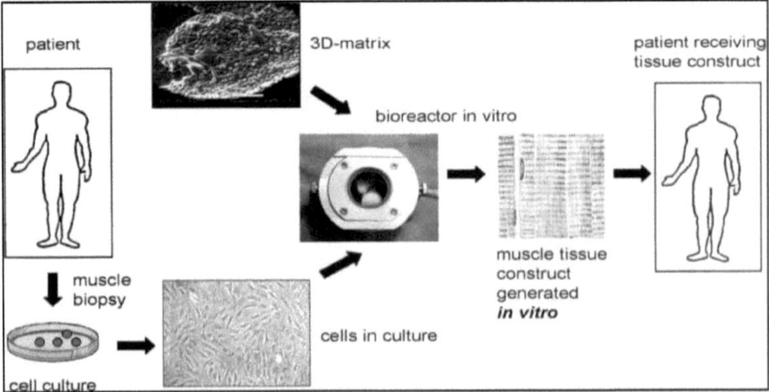

Fig. 7.8. O conceito da abordagem de engenharia de tecidos in vitro.

Uma segunda abordagem envolve a geração de células satélite, a expansão de células in vitro e a reimplantação de células dadoras utilizando uma matriz de transporte, o que permite a diferenciação em miotubos in vivo (terapia de transferência de mioblastos) (Fig. 7.9).

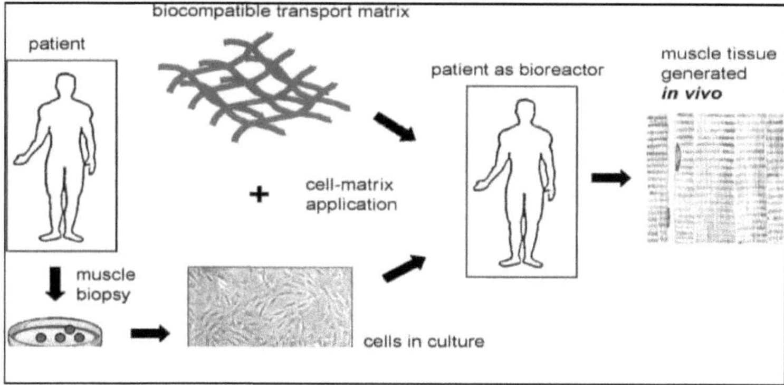

Fig. 7.9. O conceito da abordagem de engenharia de tecidos in vivo.

Os mioblastos implantados podem servir como veículos para a administração de proteínas recombinantes, tais como factores angiogénicos e factores de crescimento, como o fator de crescimento 1 semelhante à insulina, a eritropoietina e o fator de crescimento endotelial vascular.[38]

A implantação de mioblastos artificiais tem sido utilizada como uma terapia potencial para doenças musculares genéticas, como a distrofia muscular de Duchenne, ou para a reparação de tecidos miocárdicos danificados. Embora estas técnicas tenham demonstrado melhorar a arquitetura e a função do músculo à medida que os mioblastos se incorporam e diferenciam no músculo alvo, são limitadas pelo grande número de células necessárias e pelos locais que têm de ser injectados. Por conseguinte, as células satélites primárias ou outras células estaminais, que podem diferenciar-se em células musculares esqueléticas, são a fonte ideal para abordagens de engenharia de tecidos musculares. Os requisitos importantes do músculo esquelético funcional são o alinhamento paralelo das miofibrilas com os filamentos de miosina/actina, o armazenamento intracelular de cálcio e os receptores de acetilcolina, que são necessários para criar forças directas e utilização funcional. O neotecido tem de ser biocompatível, tem de integrar e regenerar o tecido muscular perdido e tem de ser vascularizado e inervado.

Para obter grandes volumes de músculo esquelético de engenharia de tecidos, as culturas de células de mioblastos têm de ser expandidas em grande escala. Nos últimos anos, as culturas primárias derivadas de células satélite de miofibras de rato cultivadas in vitro tornaram-se a fonte preferida de mioblastos porque recapitulam o desenvolvimento muscular com mais precisão do que as linhas celulares miogénicas imortais.[39] Os estudos sobre a substituição de tecidos musculares utilizando métodos de engenharia de tecidos só recentemente começaram, e muitos investigadores concentraram-se na criação de tecidos musculares funcionais in vitro. Foram efectuados poucos estudos sobre a diferenciação de mioblastos numa matriz tridimensional e não foram desenvolvidos com êxito substitutos de tecidos vivos para a substituição funcional do músculo esquelético. A compreensão dos mecanismos de controlo molecular do desenvolvimento e diferenciação muscular é, por conseguinte, um pré-requisito importante. Foram feitas várias tentativas para induzir a fusão de mioblastos em miotubos in vitro, imitando as condições in vivo durante a miogénese. A estimulação mecânica é um fator importante durante a miogénese que influencia a expressão genética, a síntese proteica e o conteúdo total de ARN/ADN. O alinhamento paralelo dos miotubos pode ser induzido por estimulação por estiramento. Foi demonstrado que as forças mecânicas também têm um impacto importante no músculo esquelético maduro no diâmetro das miofibras, no número de células e na composição das miofibras. Com base nestes antecedentes, Powell et al[40] melhoraram o desenvolvimento de tecido muscular esquelético humano tridimensional utilizando colagénio e Matrigel como suporte tridimensional através de estimulação mecânica. Outros estudos centrados na criação in vitro de músculo esquelético mostraram um aspeto morfológico e funcional diferente sem estimulação mecânica em comparação com o músculo esquelético nativo. O conteúdo da matriz extracelular (ECM) era significativamente mais elevado, a densidade das miofibras era baixa e a maturação era incompleta sem estimulação. Por conseguinte, o tecido esquelético regenerado in vitro podia atingir apenas 1% a 2% das forças do músculo esquelético nativo. Para melhorar o rácio de fibras musculares e ECM, Powell et al[38] criaram um estimulador mecânico de células capaz de esticar e relaxar as culturas de células in vitro. Um transdutor de força mediu as forças passivas e as propriedades viscoelásticas. A estimulação mecânica melhorou a estrutura do músculo esquelético projetado, aumentando o diâmetro médio das miofibras, a elasticidade e a percentagem da área das miofibras. No entanto, o tecido resultante não é um substituto adequado para a implantação funcional, embora este neotecido se aproxime mais do músculo esquelético do que outras tentativas. Outra abordagem para desenvolver um tecido muscular esquelético mais diferenciado e mais funcional é a estimulação eléctrica, que imita a estimulação nervosa durante a miogénese e durante a regeneração do músculo esquelético lesionado. A atividade contrátil induzida promove a diferenciação dos miotubos.

Foi demonstrado que a estimulação eléctrica de células musculares esqueléticas murinas aumenta a expressão do fator angiogénico VEGF, um fator de crescimento dimérico que estimula a migração e a proliferação de células endoteliais, e estudos in vivo revelaram que o fluxo sanguíneo aumentou significativamente após 5 dias de estimulação. Dennis[41, 42] e Kosnik[41] mostraram uma forma de conceber um músculo esquelético tridimensional sem utilizar uma matriz para fornecer um suporte de crescimento estrutural. Desenvolveram construções de tecido muscular esquelético através da cocultura de mioblastos e fibroblastos: Os fibroblastos formaram um ECM que envolveu os miotubos. Utilizando estimulação eléctrica, a excitabilidade e a contratilidade foram medidas a partir de diferentes tipos de células. As construções de engenharia de tecidos de ratos desenvolveram uma média de 1% da força específica gerada pelo músculo de rato adulto de controlo. Este facto deveu-se a um maior conteúdo de MEC e a uma diminuição do conteúdo de fibras musculares. A composição da MEC desempenha um papel essencial na fixação, alinhamento e diferenciação dos mioblastos. A MEC deve fornecer uma estrutura para a adesão celular e o crescimento do tecido, que inclui a proliferação e diferenciação celular. A matriz deve ser biocompatível e deve ser bioreabsorvível. As matrizes utilizadas na engenharia de tecidos dividem-se em biomateriais sintéticos e biomateriais de origem biológica. Saxena et al[44] semearam mioblastos em malhas de ácido poliglicólico (PGA) e transplantaram-nos in vivo. Após 6 semanas, foi possível observar um tecido vascularizado semelhante a um músculo. Vários outros biomateriais, incluindo colagénios e hidrogéis de alginato, têm sido utilizados para substituir a MEC in vitro, para melhorar a fixação dos mioblastos ou para alterar o seu crescimento. No entanto, estas matrizes não são biodegradáveis e algumas são potencialmente imunogénicas. Uma vez que a engenharia de tecidos do músculo esquelético in vitro envolve a cultura de mioblastos primários isolados num ambiente que conduz à formação de uma construção de tecido tridimensional, as matrizes ideais para essa abordagem devem proporcionar uma elevada área de superfície para as interacções célula-matriz, espaço suficiente para a geração de matriz extracelular e uma barreira de difusão mínima durante a cultura in vitro. Além disso, a matriz deve ser reabsorvível depois de ter cumprido o seu objetivo de fornecer uma estrutura primária para o tecido em desenvolvimento. A fibrina possui várias características importantes como matriz ideal para cultura de células: Por ser derivada de preparações de soro, é biocompatível e biodegradável e tem uma elevada afinidade para se ligar a superfícies biológicas. Estas condições são essenciais para uma matriz utilizada na engenharia de tecidos. A taxa de degradação pode ser modificada através da adição de aprotinina, que é um inibidor de proteases. A matriz de fibrina é constituída por proteínas-chave da MEC, e o crescimento e a diferenciação celular dependem de um ambiente estruturado com o qual as células precisam de interagir. A fibrina suporta a capacidade de migração das células, permite a difusão de factores de crescimento e nutrição e é um meio nutritivo. Estas propriedades são características básicas dos tecidos híbridos de músculo esquelético que foram desenvolvidos pelos autores (Fig. 7.10)

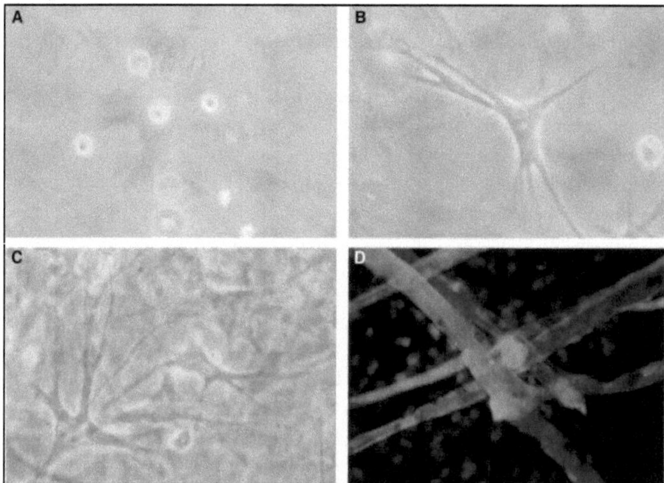

Fig. 7.10. Monocultura tridimensional. (A) Fotomicrografia de fase de mioblastos em matriz de fibrina tridimensional no dia 1. (B) Fotomicrografia de fase de mioblastos mononucleares proliferados mas indiferenciados em matriz de fibrina tridimensional após 3 dias de cultura. (C) Fotomicrografia de fase de mioblastos mononucleares proliferados mas indiferenciados em matriz de fibrina tridimensional após 10 dias de cultura. (D) Imunocoloração de mioblastos primários após co-cultura com tecido neuronal para desmina, mostrando o desenvolvimento de miofibrilas.

Após o estabelecimento de uma cultura primária de mioblastos de rato de elevada pureza com uma expansão através de quatro passagens, a especificidade miogénica das células foi evidenciada por imunocitoquímica anti-desmina positiva (Fig. 7.10D). Foram avaliadas diferentes concentrações de fibrinogénio e trombina e a densidade de células semeadas numa matriz tridimensional, tendo sido testados diferentes reagentes anti-fibrinolíticos. Os melhores resultados em termos de estabilidade prolongada, toxicidade celular mínima e opacidade (para permitir a avaliação por microscopia de contraste de fase) foram obtidos utilizando aprotinina. Foi possível observar uma elevada taxa de proliferação dos mioblastos no interior da matriz de fibrina, indicando a viabilidade da fibrina como matriz tridimensional (Fig. 7.10C). Para avaliar o tecido muscular esquelético concebido, centrámo-nos nos factores de transcrição miogénicos, como o MyoD e a miogenina, e no recetor de acetilcolina. No nosso modelo de cultura, a matriz tridimensional de fibrina é a base estrutural e o promotor da sobrevivência, proliferação e organização celular. Assim, a matriz de fibrina não serve apenas como uma estrutura tridimensional para o sistema de cultura, mas oferece propriedades biológicas adicionais essenciais. Os mioblastos podem proliferar e fundir-se a miotubos na matriz de fibrina tridimensional (Fig. 7.10A-C). Além disso, estabelecemos um sistema de cocultura com fatias neuronais da medula espinal e mioblastos numa matriz de fibrina tridimensional, e os resultados do nosso estudo confirmam que é necessário um ambiente tridimensional e tecido neuronal para compreender os mecanismos de controlo que são essenciais para a regeneração in vitro de tecido muscular esquelético altamente diferenciado. No entanto, questões como a vascularização e a inervação de construções de tecido muscular geradas in vitro têm de ser abordadas para fornecer tecido muscular funcional num cenário clínico.
Engenharia de tecidos do músculo liso

O músculo liso tem a maior capacidade de regeneração entre os três tipos de tecidos musculares. As células musculares lisas são um componente integral de vários tecidos, como os vasos sanguíneos, o intestino e a bexiga. As células musculares lisas adultas são quiescentes e possuem um fenótipo contrátil. Após uma lesão, as células musculares lisas entram num estado proliferativo e produzem novas proteínas da MEC. As vias de transdução de sinal que controlam a proliferação das células musculares lisas não são conhecidas em pormenor; no entanto, os estímulos proliferativos para estas células incluem uma vasta gama de factores de crescimento, forças mecânicas e outros factores exógenos, dependendo do microambiente do tecido muscular liso. Os esforços de engenharia de tecidos do trato urinário tiveram o impacto mais importante na investigação no domínio das células musculares lisas. A abordagem comum de utilizar o intestino para a reconstrução do trato geniturinário está associada a uma variedade de complicações, incluindo infeção, distúrbios metabólicos, urolitíase, perfuração e malignidade. Devido aos problemas encontrados, os investigadores tentaram aplicar materiais e tecidos alternativos para a substituição da bexiga, da uretra e do ureter. Atala et al[45, 46] relataram a utilização de enxertos de colagénio alogénico e de estruturas à base de polímero PGA para o aumento da bexiga em cães. O modelo animal envolveu uma biópsia inicial de tecido de bexigas normais com expansão celular in vitro e semeadura em matrizes. Os enxertos de tecido foram preparados e semeados com células musculares lisas de um lado e células uroteliais do lado oposto. As bexigas artificiais foram capazes de mostrar uma função normal com o tempo e, no exame histológico, todos os animais apresentavam uma organização celular normal da bexiga com um lúmen urotelial rodeado por tecido submucoso e músculo liso. As bexigas aumentadas com os enxertos semeados de células apresentaram um aumento de 100% na capacidade, em comparação com um aumento de 30% nos enxertos não semeados. Embora estes estudos sejam promissores, pouco se sabe sobre as características fenotípicas e funcionais das células do músculo liso da bexiga humana em cultura. As células do músculo liso da bexiga, quando cultivadas in vitro e em suportes de colagénio, demonstraram uma perda de resposta contrátil a estimuladores farmacológicos normais in vivo, como o carbacol. As células do músculo liso da bexiga, à semelhança das células do músculo liso vascular, assumem um fenótipo desdiferenciado ou proliferativo quando colocadas em cultura. As células dispersas do músculo liso vascular mostram uma rápida modulação do estado contrátil para o estado proliferativo. Esta alteração envolve a perda da capacidade contrátil, a diminuição do conteúdo proteico contrátil e o aumento da expressão do retículo endoplasmático rugoso. A utilização de materiais e procedimentos de sementeira de células descritos anteriormente, bem como o desenvolvimento de novos materiais biodegradáveis e biocompatíveis, combinados com o aperfeiçoamento das técnicas de cultura de células, poderão resultar em enxertos de bexiga clinicamente bem sucedidos para o aumento da bexiga e, eventualmente, até para a substituição de toda a bexiga e para a reconstrução de outros tecidos do trato geniturinário.

Engenharia de tecidos do músculo cardíaco

Os cardiomiócitos não se regeneram após o nascimento e respondem aos sinais mitóticos através de hipertrofia celular em vez de hiperplasia celular. Pouco tempo depois do nascimento, os cardiomiócitos saem do ciclo celular e diferenciam-se terminalmente. Uma vez que o músculo cardíaco dos mamíferos adultos não possui células estaminais, a perda de cardiomiócitos conduz a uma disfunção contrátil regional e as células musculares cardíacas necrosadas nos tecidos ventriculares enfraquecidos são progressivamente substituídas por fibroblastos, formando tecido cicatricial. O enfarte do miocárdio seguido de insuficiência cardíaca é uma das principais causas de morbilidade e mortalidade. A substituição ou regeneração de áreas isquémicas e infartadas do coração pode constituir uma potencial alternativa terapêutica ao transplante de órgãos inteiros. Assim, a engenharia de tecidos cardíacos é um campo de investigação emergente. A adequação do tecido cardíaco para aplicações in vitro e in vivo depende do grau de formação de tecido sincicial e da diferenciação de miócitos cardíacos in vitro, da função contrátil e da formação espontânea de agregados celulares tridimensionais. Para que a reparação do tecido cardíaco seja eficaz, as células transplantadas têm de se diferenciar e de se acoplar eletricamente aos cardiomiócitos do hospedeiro. Além disso, os miotubos devem ser orientados de modo a que a sua capacidade contrátil melhore a função do miocárdio. Os cardiomiócitos cultivados em condições de tensão oscilante alinham-se paralelamente à direção da força. Este alinhamento dos cardiomiócitos pode desempenhar um papel importante na organização dos miotubos após a implantação.

Duas estratégias principais para a substituição do miocárdio danificado têm sido utilizadas, principalmente no modelo de crio-lesão ou no modelo de enfarte do miocárdio após ligadura coronária em ratos e ratazanas. Uma abordagem utiliza a aplicação de células isoladas, e a outra utiliza equivalentes de tecido concebidos in vitro. Na maioria dos estudos, a injeção de células no tecido cicatricial melhorou a função cardíaca global. O efeito parece ser independente da origem das células, uma vez que foram relatados resultados positivos com miócitos cardíacos fetais ou neonatais, fibroblastos, células endoteliais, células musculares lisas e células estaminais pluripotentes. O conceito de expandir mioblastos esqueléticos autólogos ex vivo e injectá-los na cicatriz pós-infarto durante a cirurgia de revascularização do miocárdio foi transferido para seres humanos por Menasche et al[47] , e os primeiros resultados são promissores.

A implantação bem sucedida de células estaminais pluripotentes na cicatriz do enfarte foi recentemente relatada em ratos. O aspeto interessante deste relatório foi o facto de as células estaminais terem adquirido, pelo menos em parte, um fenótipo cardíaco, demonstrando o potencial de uma abordagem autóloga de células estaminais adultas. Além disso, estudos com células estaminais embrionárias pluripotentes de ratinho conduziram a modelos in vitro de diferenciação de cardiomiócitos. As técnicas morfológicas, electrofisiológicas e moleculares indicam que o processo de maturação in vitro recapitula o padrão de desenvolvimento da cardiogénese inicial, e os estudos genéticos mostraram como as moléculas de sinalização, os factores de transcrição, os componentes da MEC e as proteínas de manuseamento do cálcio afectam este processo. Assim, a continuação da investigação fundamental sobre células estaminais embrionárias e adultas humanas e não humanas poderá viabilizar a futura aplicação de células estaminais humanas (células estaminais embrionárias, células estaminais adultas e células progenitoras) em contextos clínicos. Uma abordagem alternativa aos procedimentos de enxerto de células acima referidos pode ser a substituição do tecido do miocárdio doente por construções cardíacas concebidas in vitro. Para a construção de tecidos in vitro, foram testadas várias estruturas de proteínas e polímeros produzidos sinteticamente, incluindo colagénio, gelatina, alginato e ácido poliglicólico. Células imaturas de galinha embrionária e de ratos fetais ou neonatais parecem ter a capacidade de reconstituir estruturas semelhantes a tecidos de diferentes formas e tamanhos quando são cultivadas num substrato de andaime.

No entanto, parecem existir alguns problemas principais associados a esta abordagem:
(1)   Os materiais do andaime apresentam frequentemente uma rigidez intrínseca que pode comprometer a função diastólica;
(2)   A biodegradação dos materiais do andaime permanece frequentemente incompleta;
(3)   As construções tridimensionais obtidas são demasiado pequenas para permitir a implantação cirúrgica em áreas de enfarte;
(4)   A distribuição e a viabilidade celular não são homogéneas;
(5)   Os constructos tridimensionais carecem de plasticidade e estabilidade mecânica adequadas para efeitos de implantação; e
(6)   Os materiais utilizados, especialmente as proteínas da matriz, não estão exatamente definidos ou clinicamente aprovados ou não são adequados para utilização humana (por exemplo, Matrigel)

Em resumo, novos progressos na tecnologia das células estaminais, a descoberta de factores responsáveis pela proliferação de cardiomiócitos adultos e técnicas adequadas de transferência de genes poderão permitir a produção de tecido artificial autólogo semelhante ao miocárdio, capaz de corrigir a lesão miocárdica e restaurar a função cardíaca comprometida. A vascularização de tecidos criados in vitro pode resultar na geração de um coração bioartificial completo no futuro.

7E. ENGENHARIA DE TECIDOS DE CARTILAGEM

A cartilagem está amplamente distribuída por todo o corpo humano e é composta por uma combinação de células do tecido conjuntivo (ou esquelético) e de matriz extracelular. A organização específica dos vários tecidos cartilaginosos está diretamente relacionada com as exigências funcionais estáticas e dinâmicas temporais e espaciais do tecido. Geralmente, estas exigências funcionais dizem respeito ao seguinte:
(1)   a proteção e o apoio dos tecidos e órgãos não esqueléticos relacionados,
(2)   as articulações entre os elementos do esqueleto, e
(3)   os processos dinâmicos relacionados com o crescimento do esqueleto.
A cartilagem articular é uma entidade mecânica importante na função de articulação das articulações,

pois proporciona uma superfície resistente ao desgaste para que um elemento diartrodial deslize sobre o outro. Outros tipos de tecidos de cartilagem desempenham funções mecânicas, embora diferentes das funções das superfícies articulares das articulações. A cartilagem do disco intervertebral actua como transmissor de carga e amortecedor de choques entre os corpos vertebrais ósseos, transferindo forças de compressão axiais para forças tangenciais, cuja energia é absorvida e dissipada. Os papéis funcionais da cartilagem na traqueia, nariz, costelas, orelhas e faringe envolvem a manutenção da forma e a resistência à deformação, ao mesmo tempo que proporcionam algum grau de flexibilidade. Devido a estas diferenças entre os tecidos da cartilagem, a matriz extracelular, que possui uma composição bioquímica definida e confere propriedades biomecânicas específicas, está representada de forma diferente entre as diferentes estruturas do corpo.

A cartilagem é um tecido conjuntivo relativamente simples, mas altamente especializado, constituído por condrócitos embebidos numa matriz extracelular composta principalmente por proteoglicanos, colagénio e água. Ao contrário do osso, que tem um grande potencial regenerativo, a cartilagem não tem uma rede vascular interna e, por isso, possui uma capacidade inata limitada de reparação e regeneração. Consequentemente, a lesão da cartilagem resulta frequentemente na formação de cicatrizes que levam à perda permanente da estrutura e da função. No entanto, a nutrição por difusão, e não através de uma rede vascular, permite que a cartilagem seja facilmente transferida para os locais de reparação e utilizada de várias formas. Por exemplo, a cartilagem autóloga pode ser esculpida em estruturas delicadas, como uma orelha, ou pode preencher defeitos e restaurar o contorno em áreas da face. Embora a disponibilidade e a utilização clínica de implantes aloplásticos se tenha acelerado bastante, a cartilagem autóloga continua a ser um dos tecidos mais prevalentes e versáteis utilizados na reconstrução. Uma solução possível para fornecer tecido estrutural de qualidade poderia ser a engenharia de tecidos de cartilagem para satisfazer os requisitos da reparação. Como tal, as propriedades materiais de compostos sintéticos ou naturais podem ser manipuladas para permitir a entrega de um agregado de células dissociadas num hospedeiro de uma forma que resulte na formação de um novo tecido funcional. No entanto, para alcançar o resultado pretendido, é necessário ter em conta as propriedades do tecido nativo do local e as propriedades do(s) polímero(s) utilizado(s) para gerar tecido de reparação da cartilagem. Mais importante ainda, a cartilagem artificial tem de se integrar no defeito e cicatrizar na cartilagem circundante no local da implantação.[48]

Propriedades da cartilagem

A cartilagem tem várias características que a tornam adequada para o transplante de células e a engenharia de tecidos. É um tecido relativamente simples, na medida em que contém apenas um tipo de célula - os condrócitos. Presos na matriz extracelular, os condrócitos produzem continuamente várias macromoléculas, como o colagénio e os glicosaminoglicanos sulfatados, para reabastecer a matriz extracelular. A cartilagem é um material bifásico, sendo que a fase sólida da matriz consiste numa densa rede de colagénio suspensa num gel de proteoglicanos (Fig. 7.11).

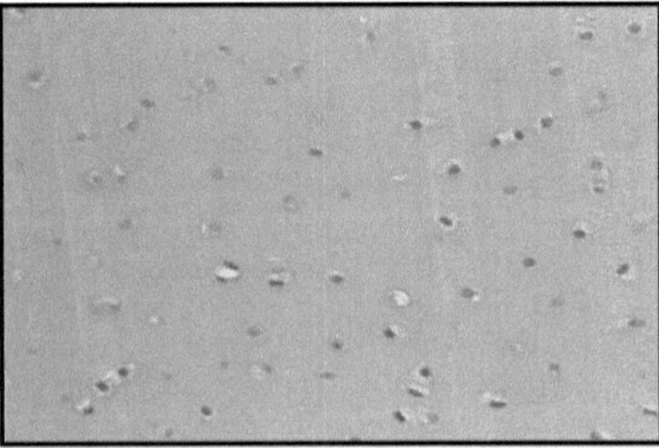

Fig. 7.11. Fotomicrografias de cartilagem hialina articular nativa demonstrando células em lacunas embebidas numa matriz extracelular homogénea (Safranin-O, ampliação original _200).

A fase de fluido intersticial confere à cartilagem articular propriedades viscoelásticas únicas através do fluxo livre de água e electrólitos através da matriz de proteoglicanos e permite a nutrição dos condrócitos por difusão.

A cartilagem pode ser dividida em categorias de acordo com a composição da matriz e o seu papel biológico no organismo. A cartilagem hialina, que é rica em colagénio de tipo II, pode ser encontrada nas costelas, na traqueia e a cobrir as superfícies de articulação dos ossos, onde funciona como superfície de deslizamento e amortecedor dos elementos esqueléticos. A cartilagem elástica, que contém elastina, ocorre em tecidos como o ouvido externo, a epiglote e porções da laringe (Fig. 7.12)

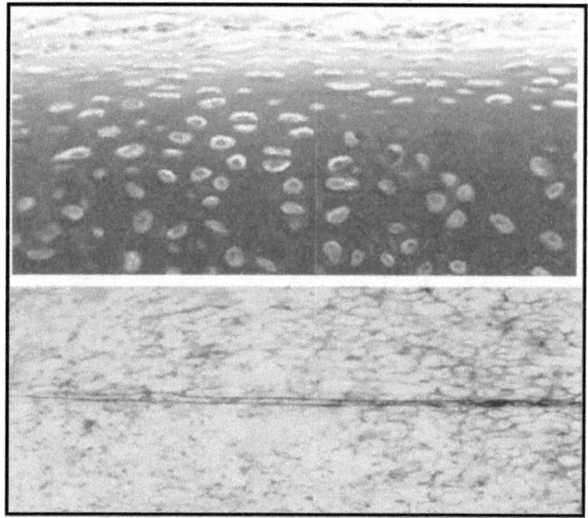

Fig. 7.12. (em cima) Fotomicrografia da cartilagem elástica da orelha mostrando o pericôndrio na superfície da cartilagem (hematoxilinaosina, ampliação original _200). (em baixo) Cartilagem auricular corada com Verhoeff s elastin stain mostrando a distribuição das fibras de elastina a preto (ampliação original _200).
A fibrocartilagem, que é rica em fibras de colagénio de tipo I, pode ser encontrada em tecidos que estão sujeitos a forças de tração, como a porção exterior dos discos intervertebrais, os meniscos do joelho e em certos ligamentos e tendões ligados ao osso (Fig. 7.13)

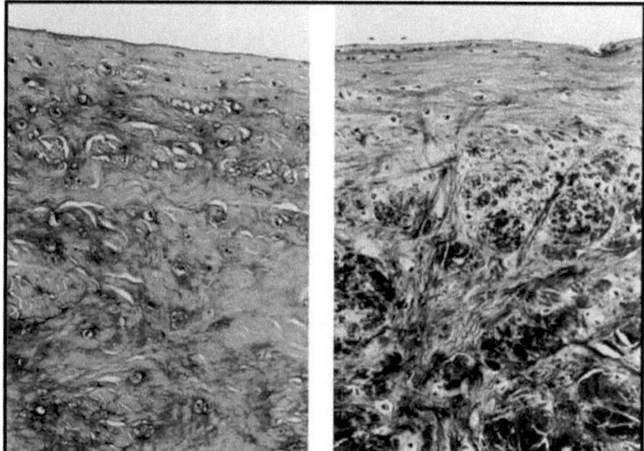

Fig. 7.13. Fotomicrografia de cartilagem meniscal nativa mostrando a matriz fibrocartilaginosa (esquerda, hematoxilina-eosina, ampliação original _200). Secção corada com tricrómio de Masson demonstrando a distribuição das fibras de colagénio no menisco. (direita, tricrómio de Masson, ampliação original_200)

Os tecidos de cartilagem especializados, como os que se encontram nos centros de crescimento epifisário dos ossos longos, contêm elementos condrócitos altamente especializados que controlam com precisão o alongamento e a mineralização dos ossos em crescimento. Por conseguinte, a função estrutural e biológica normal de cada uma das diversas cartilagens deve ser considerada quando se tenta criar um tecido de substituição. A composição bioquímica da cartilagem está intimamente relacionada com os factores mecânicos a que as estruturas específicas da cartilagem estão sujeitas. Nas articulações diartrodiais, a cartilagem está sujeita a forças constantes de cisalhamento e compressão, ao mesmo tempo que proporciona uma baixa fricção na interface. A matriz extracelular foi concebida para absorver a compressão e fazer com que a cartilagem regresse a um estado normal quando a força é removida. Em contrapartida, a cartilagem elástica do ouvido tem um suporte estrutural interno e diferentes moléculas de matriz extracelular que lhe conferem uma forma externa e flexibilidade. Na cicatrização e reparação da cartilagem, as forças de tração podem ser uma medida da integração da cartilagem artificial com a cartilagem nativa no local do defeito. A consideração das exigências mecânicas que afectam o tecido ajuda a orientar as abordagens para a criação de nova cartilagem específica para o defeito.[48]

Fontes celulares

O principal obstáculo à engenharia da cartilagem é a aquisição do número adequado de células condrogénicas para gerar o tecido cartilagíneo. O tipo de células, o número de células e o meio em que são colocadas são elementos críticos para o sucesso da engenharia de tecidos de cartilagem. A estrutura simples da cartilagem permite o isolamento de populações relativamente puras de condrócitos. No entanto, foi observado em várias espécies que, quando os condrócitos são removidos da sua matriz extracelular, tornam-se fenotipicamente instáveis. Ou seja, quando os condrócitos são cultivados em monocamada, as células perdem rapidamente o seu fenótipo condrocítico diferenciado, fixando-se à placa, achatando-se, espalhando-se e transformando-se em células características dos fibroblastos. Benya et al[49] demonstraram que a síntese de colagénio tipo II começou a diminuir gradualmente nos condrócitos articulares cultivados em monocamada e cessou essencialmente na quinta passagem de subcultura. Nos seus estudos, o produto final de colagénio das células desdiferenciadas era 41% do tipo I e 1% do tipo II. Bonaventure et al[50] demonstraram que as células articulares humanas que se tinham desdiferenciado em cultura em monocamada podiam reverter para um fenótipo de condrócito e começar a produzir colagénio de tipo II e grandes proteoglicanos agregados em proporções características da cartilagem hialina. Ao restaurar a forma esférica tridimensional do condrócito, o seu fenótipo caraterístico pode ser reexpresso. Os condrócitos recuperam a sua forma esférica depois de os colocar em polímeros de hidrogel biodegradáveis e permitem que as células comecem a produzir as suas macromoléculas matriciais características. Quando devidamente orquestrado, o resultado é a geração de cartilagem com a sua microarquitectura caraterística, guiada pela programação intrínseca dos condrócitos e facilitada pela engenharia do polímero. A utilização de outras células com potencial condrogénico pode permitir a geração de cartilagem, desde que se utilize o polímero correto e as condições adequadas. Por exemplo, Lorenz et al[51] descreveram recentemente o potencial condrogénico das células derivadas de lipoaspirados quando as condições de cultura adequadas são apresentadas in vitro. Caplan et al[52] publicaram extensivamente sobre a utilização de células estaminais mesenquimais derivadas da medula óssea para gerar vários tecidos músculo-esqueléticos, incluindo cartilagem, quando estas células recebem os sinais adequados. Várias experiências com células estaminais mesenquimais (MSCs) humanas, de galinha, de cão e de coelho mostraram que, em condições controladas in vitro, estas células podem diferenciar-se em tecido ósseo, adiposo, tendinoso, muscular e cartilagíneo. No entanto, as condições de diferenciação das células dependem, de certa forma, da espécie. A condrogénese foi conseguida através da cultura de MSC com meios condrogénicos contendo o fator de crescimento transformador beta (TGFb), a dexametasona, o fator de crescimento semelhante à insulina (IGF), o fator de crescimento básico dos fibroblastos (bFGF), entre outros. A diferenciação condrogénica foi evidenciada pela demonstração da formação da matriz extracelular da cartilagem (coloração com Safranin-O, inmumohistoquímica com anticorpos para o colagénio tipo II e X) e pela expressão de genes característicos dos condrócitos (mRNA do colagénio tipo II e X). Ao contrário das condições de diferenciação in vitro para osteogénese e adipogénese, a condrogénese foi obtida quando as MSC foram cultivadas como uma micromassa de células granuladas, mas não em cultura em monocamada. Esta descoberta sugere que a condrogénese por MSCs requer um ambiente tridimensional muito semelhante ao do seu microambiente nativo. Uma opção que não tem sido explorada é a utilização de condrócitos de fontes alogénicas ou xenogénicas para a engenharia da cartilagem. Embora a utilização de cartilagem alogénica e xenogénica em bloco não tenha produzido resultados clínicos favoráveis, a utilização de condrócitos isolados destas fontes pode ter um desempenho satisfatório nas condições adequadas. A questão central que envolve a utilização de condrócitos alogénicos ou xenogénicos é o seu potencial para provocar uma resposta imunitária, uma vez que a matriz extracelular é removida e os principais antigénios do complexo de histocompatibilidade são expostos. Por conseguinte, são necessários meios para abafar a resposta imunitária se forem utilizados condrócitos alogénicos ou xenogénicos para a engenharia da cartilagem. Poderá ser possível desenvolver suportes que permitam a formação de nova matriz extracelular e que, simultaneamente, impeçam a rejeição imunitária dos condrócitos isolados.

Andaimes

O outro elemento crítico para a engenharia da cartilagem é encontrar ou desenvolver materiais de suporte adequados que permitam ou acelerem a formação de uma nova matriz extracelular. A utilização de polímeros naturais e sintéticos que sofrem erosão ou reabsorção controláveis pode ser favorável à engenharia de tecidos de cartilagem in vitro ou in vivo. Por exemplo, os polímeros que se degradam a um ritmo proporcional ao da matriz extracelular cartilaginosa que está a ser depositada nos espaços intercelulares podem ser utilizados para gerar cartilagem in situ. Vários suportes naturais e sintéticos foram testados em modelos animais para a engenharia da cartilagem. Enquanto muitos polímeros favoráveis são hidrogéis, alguns são estruturas de rede aberta com grandes poros nos quais é permitida a formação de matriz de cartilagem.

Polímeros sintéticos

Muitas das primeiras investigações sobre a engenharia da cartilagem a partir de polímeros sintéticos centraram-se na utilização de poliésteres de poli (a-hidroxiésteres). Os poliésteres biodegradáveis, como o poli (ácido L-lático) (PLLA), o ácido poli (glicólico) (PGA) e o copolímero poli (ácido DL-lático-coglicólico), possuem muitas propriedades desejadas para suportar o transplante de células (Fig. 7.14).

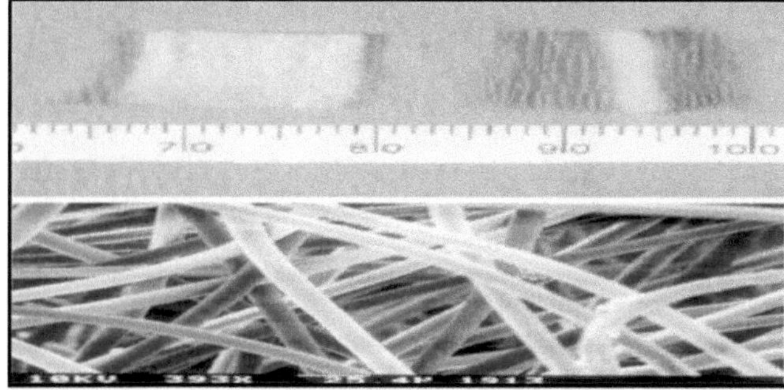

Fig. 7.14. Fotografia da malha poliglicólica (em cima) e micrografia eletrónica das fibras (em baixo)

Estes polímeros podem ser formados em estruturas de rede aberta com elevada porosidade, o que permite a livre troca de nutrientes e produtos residuais. O PGA e o PLLA foram utilizados com êxito para gerar cartilagem in vitro e in vivo. A estrutura em rede pode ser ajustada e proporciona um rácio elevado entre a área de superfície e o volume para permitir a produção de matriz nos interstícios abertos. O PLLA e o PGA degradam-se por hidrólise em metabolitos não tóxicos e podem ser adaptados para se degradarem a taxas definidas. O PLLA, que é mais hidrofóbico e menos cristalino do que o PGA, degrada-se mais lentamente. As construções de polímero feitas de PGA foram avaliadas extensivamente por vários investigadores. As construções avaliadas in vitro utilizando microscopia de contraste de fase demonstram que os condrócitos aderem em várias camadas às fibras ramificadas do polímero PGA e mantêm o aspeto morfológico arredondado típico dos condrócitos. A maioria dos estudos envolve a implantação de construções de células/polímero em bolsas subcutâneas em ratinhos nus. Kim et al[53] demonstraram que os implantes de PGA e de células concebidas com formas específicas podem manter essas formas durante a incubação in vivo em ratinhos nus (Fig. 7.15).

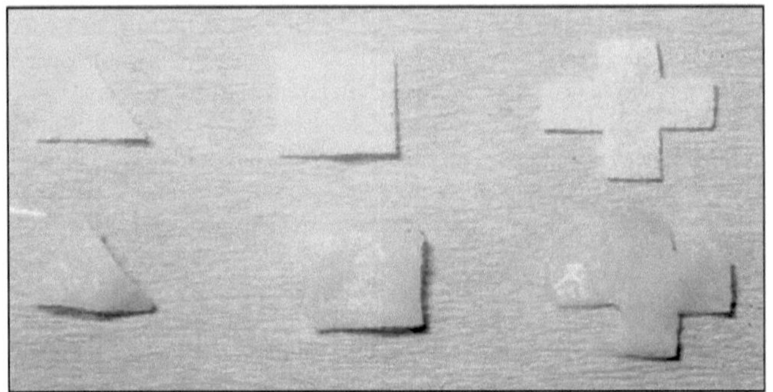

Fig. 7.15. Espécimes de cartilagem concebidos com formas específicas determinadas pela conceção do suporte de polímero de ácido poliglicólico. (De Kim WS, et al. Cartilagem concebida com formas pré-determinadas através de transplante de células em polímeros sintéticos biodegradáveis. Plast Reconstr Surg 1994; 94:235; com permissão).

A implantação de condrócitos articulares em PGA em defeitos do joelho de coelhos demonstrou a formação de nova matriz, ao passo que a implantação de construções semelhantes em compartimentos vascularizados sob a pele não resultou em cartilagem. Estes estudos demonstram que as fibras poliméricas biocompatíveis semeadas com condrócitos formam uma nova cartilagem in vivo. A avaliação histológica de espécimes recuperados de condrócitos articulares bovinos demonstra um tecido com o aspeto histo-arquitetónico da cartilagem fetal normal. As colorações de aldeído fucsina-azul de Alcian demonstram a presença de sulfato de condroitina produzido pelos condrócitos, que é caraterístico da matriz da cartilagem. Além disso, a matriz de cartilagem resultante demonstra a presença de colagénio de tipo II, que se encontra quase exclusivamente na cartilagem hialina dos mamíferos, não sendo possível medir o colagénio de tipo I. Embora esta classe de polímeros seja útil para gerar nova cartilagem, estes polímeros fibrosos sintéticos têm várias limitações que podem impedir a sua utilização generalizada na reparação e enxerto de cartilagem. São difíceis de moldar nas formas pretendidas e são hidrofóbicos, o que provoca uma fraca fixação celular Uma fraca fixação celular significa que é necessário um grande número de células durante o processo de sementeira celular. Trata-se de uma desvantagem significativa, uma vez que, no contexto clínico, é provável que só sejam possíveis pequenas biópsias de cartilagem para obter células autólogas, e o número de células tem de ser expandido em cultura de tecidos. Além disso, estes polímeros sob a forma de estruturas sólidas e fibrosas requerem a implantação aberta das construções de células-polímero, uma vez que não existem meios disponíveis que permitam a inserção destes polímeros num defeito através de meios minimamente invasivos. Por último, quando estes tipos de polímeros foram implantados em compartimentos vasculares (ou seja, subcutaneamente) em animais imunocompetentes, há provas de uma forte reação de corpo estranho semelhante à observada em torno de material de sutura de poliéster. O colagénio é a biomolécula estrutural predominante na matriz extracelular da cartilagem. As esponjas de colagénio têm muitas propriedades desejáveis como suporte biológico para a cartilagem, incluindo porosidade, biodegradabilidade e biocompatibilidade. Foram descritos vários métodos de preparação de andaimes de colagénio e de colagénio-GAG. Geralmente, as estruturas de colagénio são fabricadas a partir de tecidos animais, como o colagénio de tipo I do tendão bovino. É também possível modificar quimicamente as propriedades biomecânicas e biológicas dos suportes de colagénio para melhorar determinadas características que promovem a formação de cartilagem. Foram sintetizados andaimes de colagénio de estrutura aberta, alguns dos quais incluem glicosaminoglicanos, que foram utilizados para gerar uma nova matriz de cartilagem. Foram utilizados andaimes feitos de um único tipo de colagénio ou compostos de dois ou mais tipos. Todos parecem mostrar resultados favoráveis no que respeita à adesão dos condrócitos e à sua capacidade de manter um fenótipo de condrócito diferenciado. Em comparação com outros suportes sintéticos de rede aberta, parece que as esponjas de colagénio promovem a produção de colagénio, enquanto os sintéticos, como o PGA, promovem a síntese de proteoglicanos. Além disso, a porosidade da esponja e as características da superfície da malha são elementos críticos a considerar para promover o crescimento celular e a formação de cartilagem. Algumas características, como o tamanho dos poros, podem ser alteradas variando o processo de liofilização. As esponjas de colagénio também podem ser modificadas utilizando factores de crescimento ou outras manipulações para promover o crescimento dos condrócitos e a formação da matriz da cartilagem. Por exemplo, as esponjas podem ser impregnadas com factores de crescimento exógenos que promovem a produção de matriz, como o bFGF. Apesar do seu apelo como material biológico para a criação de um suporte de engenharia de tecidos, as esponjas de colagénio têm algumas desvantagens.

Estes suportes podem causar uma reação de corpo estranho com um tecido capsular fibroso fino que envolve os implantes de esponja de colagénio. Estas reacções podem interferir com a integração da nova cartilagem formada no suporte com a cartilagem nativa circundante no local recetor. Foi demonstrado que o hialuronano apoia a proliferação de células progenitoras mesenquimatosas e a diferenciação em condrócitos. Além disso, na cartilagem, acredita-se que desempenha um papel significativo no microambiente físico que afecta a função dos condrócitos. O HYAFF-11 (Fidia Advanced Biopolymer, Abano Terme, Itália) é constituído por um derivado linear de hialuronano modificado por esterificação completa da função carboxílica da porção de ácido glucurónico com grupos benzílicos. O HYAFF-7 (Fidia Advanced Biopolymer, Abano Terme, Itália) é semelhante, exceto por ser um éster etílico em vez de um éster benzílico. O HYAFF-7 degrada-se aproximadamente 30 dias in vitro e 60 dias in vivo, enquanto o HYAFF-11 se degrada 60 dias in vitro e aproximadamente 110 dias in vivo. Outra formulação de hialuronano reticulado gerada por um procedimento de condensação foi relatada por Solchaga et al.[54] Nesta formulação, o polímero foi estabilizado através da esterificação direta de alguns dos grupos carboxílicos do ácido glucurónico ao longo da cadeia com grupos hidroxilo da mesma ou de diferentes moléculas de hialuronano. O polímero resultante tem uma porosidade de 85% com poros de 10 mm a 300 mm. O estudo recente de Solchoga et al[54] mostrou resultados encorajadores in vivo no tratamento de um defeito osteocondral num modelo de joelho de coelho utilizando um polímero à base de hialuronano. A principal hipótese do seu estudo era que os fragmentos de hialuronano poderiam incentivar a migração das células estaminais mesenquimais da medula óssea para uma diferenciação condrogénica e reparar o defeito osteocondral no côndilo do coelho. Os resultados mostraram uma taxa de reparação mais elevada na lesão reparada pelas esponjas de polímero do que as não tratadas ou as tratadas com HYAFF-11.

Andaimes de hidrogel

Os hidrogéis são coloides gelatinosos que, quando mantidos em condições controladas, apresentam estabilidade tridimensional. Os hidrogéis são produzidos através da mistura de um polímero solúvel em água e da adição de um agente de reticulação para gelificar a mistura. À medida que o polímero gelifica, existe normalmente oportunidade suficiente para moldar e formar a configuração tridimensional final do hidrogel. Além disso, por existirem numa fase líquida, estes polímeros têm potencial para serem administrados por injeção. O elevado teor de água e a elasticidade dos hidrogéis poliméricos conduzem a muitas propriedades semelhantes às dos tecidos destes materiais, tornando-os candidatos ideais para matrizes de engenharia de tecidos. Os hidrogéis provaram ser eficazes no fornecimento de uma matriz de suporte tridimensional hospitaleira para a imobilização de células. Exemplos de hidrogéis utilizados para encapsular células incluem alginatos e quitosano com ligações cruzadas ionicamente, copolímeros em bloco com ligações de hidrogénio, como os plurónicos, e cola de fibrina com ligações cruzadas covalentes. O alginato de sódio, um polissacárido extraído de algas castanhas, forma um hidrogel na presença de iões de cálcio. A fibrina, que pode ser obtida a partir de produtos de sangue autólogo e é favoravelmente biocompatível, pode ser formulada como um veículo injetável e a degradação pode ser controlada utilizando agentes como a aprotinina que retardam a fibrinólise. Foi também investigada a possibilidade de utilizar um polímero de cola de fibrina para produzir cartilagem de engenharia de tecidos injetável. Foi relatado que ocorreu uma redução significativa do volume (> 60%) após a implantação de condrócitos articulares suínos em ratinhos nus (Fig. 7.16).

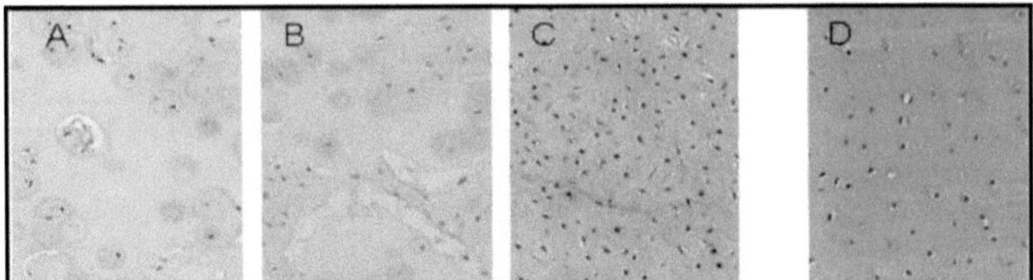

Fig.7.16. Microfotografias de espécimes de condrócitos suínos encapsulados em polímero de gel de fibrina e cultivados em ratinhos nus durante 6 semanas a concentrações de células de (A) 10, (B) 20 e (C) 40 milhões de células por ml. A formação de matriz contígua não foi alcançada nas concentrações de 10 e 20 milhões de células. (D) Cartilagem articular nativa (hematoxilina-eosina, ampliação original_200). (De Silverman RP, et al. Cartilagem injetável de engenharia de tecidos utilizando um polímero de cola de fibrina. Plast Reconstr Surg 1999; 103:1815; com permissão

Para evitar esta redução de volume do scaffold, que pode ser intrínseca à utilização de cola de fibrina, foram adicionadas lascas de matriz de cartilagem desvitalizada para evitar a redução de volume e para melhorar as propriedades mecânicas do potencial tecido reparador (Fig. 7.17).

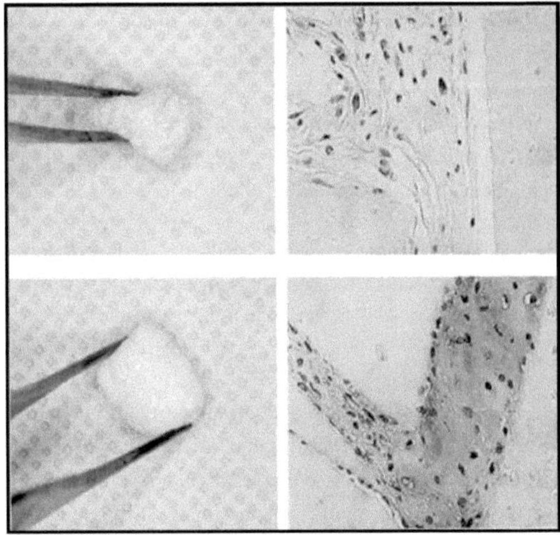

Fig. 7.17. Espécimes fabricados através da inclusão de fragmentos de cartilagem nas construções para manter o volume e melhorar as características mecânicas da cartilagem artificial. Compressão de espécimes sem condrócitos (canto superior esquerdo) e com condrócitos (canto inferior esquerdo). Fotomicrografia de espécime sem condrócitos (canto superior direito) mostrando apenas algumas células semelhantes a fibroblastos e as feitas com condrócitos (canto inferior direito) dentro da matriz da cartilagem (Safranin-O, ampliação original_100). (De Peretti GM, et al. A biomechanical analysis of an engineered cell-scaffold implant for cartilage repair. Ann Plast Surg 2001;46:533- 7; com permissão).

As análises biomecânicas das construções compósitas mostraram valores de módulo mais elevados e valores de permeabilidade hidráulica mais baixos nestas amostras experimentais, em comparação com os resultados de outros grupos. Estes últimos estudos demonstraram que o equilíbrio entre a absorção do suporte de polímero e a produção de matriz cartilaginosa é fundamental para controlar o volume das construções de cola de condrócitos-fibrina. Os investigadores procuraram géis sintéticos alternativos em que os parâmetros químicos pudessem ser cuidadosamente controlados porque os hidrogéis biológicos, como a cola de fibrina e o alginato, são altamente variáveis. Sims demonstrou inicialmente a capacidade de gerar cartilagem utilizando uma forma não polimerizada de poli(óxido de etileno) (PEO), um poliéter linear com unidades moleculares repetidas de (-CH2CH2O-)n. As moléculas de PEO podem ser reticuladas através da adição de um iniciador fotossensível aos grupos terminais do PEO que pode formar ligações cruzadas entre moléculas quando ativado com luz ultravioleta. A polimerização in situ pode permitir que esses hidrogéis sejam esculpidos nas formas desejadas em locais defeituosos. Por exemplo, Elisseeff et al[55] demonstraram que as construções de condrócitos-PEO podem ser injectadas subcutaneamente, moldadas na forma desejada e depois polimerizadas transdermicamente com luz ultravioleta. Foram também utilizados outros hidrogéis sintéticos para gerar cartilagem. Ashiku[56] e outros investigaram a utilização de plurónicos, um gel de copolímero termossensível feito a partir de combinações de PEO e poli (óxido de propileno) (PPO), para encapsular condrócitos para injeção para gerar cartilagem. O poli (álcool vinílico) (PVA) é outro hidrogel fotocrosslinkável com uma química desejável que permite uma fácil modificação da espinha dorsal do macrômero e tem uma longa história em aplicações médicas. Estes polímeros e os processos de gelificação podem ser concebidos para facilitar a colocação (através da química de ligação cruzada), para proporcionar estabilidade mecânica e estrutural com propriedades de transporte desejáveis durante o processo de regeneração (através de modificações químicas e fotoenxertia) e para permitir a formação de formas complexas com uma adesão adequada para tratar defeitos craniofaciais e articulares. A conceção racional de materiais sintéticos poderia otimizar a capacidade imunoprotectora dos géis fotopolimerizáveis através de modificações da estrutura da rede e da química (Fig. 7.18).

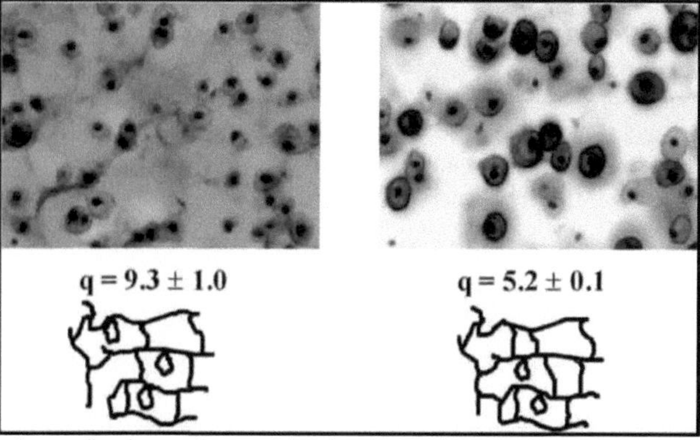

Fig. 7.18. Fotomicrografia de cartilagem feita in vitro utilizando hidrogel de poli (etileno) glicol fotopolimerizado. A amostra no canto superior esquerdo tem um tamanho de poro de 140 Angstroms e a amostra no canto superior direito tem um tamanho de poro de 60 Angstroms. A difusão dos glicosaminoglicanos é limitada quando o tamanho do poro é pequeno e o GAG está confinado à região pericelular (canto superior direito).

O comportamento físico e mecânico de um gel é altamente dependente da densidade de reticulação que controla o tamanho da malha da rede e a química da espinha dorsal, que controla a absorção de água em equilíbrio. O alginato forma um gel estável por reticulação iónica na presença de catiões divalentes, como o cálcio ou o bário. A plurónica, um copolímero de PEO e PPO, forma um gel através de ligações cruzadas físicas por associação de grupos hidrofóbicos a temperaturas superiores a 37°C. No entanto, existem limitações nestes materiais actuais e nas tecnologias de encapsulamento no que diz respeito ao controlo da mecânica e da uniformidade dos géis e ao controlo espacial e temporal durante a formação do gel, o que é especialmente importante em sistemas injectáveis. A síntese de estruturas utilizando polímeros como o poli (etileno) glicol ou o PVA poderia permitir a produção controlada de matriz de cartilagem. Um dos meios possíveis para obter uma distribuição celular uniforme e propriedades homogéneas do gel em toda a matriz durante a gelificação é a utilização de fotocrosslinking. Concebemos um novo hidrogel fotocrosslinkável para encapsulamento de células com base em poli (óxido de etileno) (PEO). O PEO foi escolhido para a espinha dorsal do macrómero devido à sua longa história em aplicações médicas e à sua química desejável, que permite uma modificação fácil. Os polímeros e o processo de gelificação foram concebidos para facilitar a colocação (através da química de ligação cruzada), para proporcionar estabilidade mecânica e estrutural com propriedades de transporte desejáveis durante o processo de regeneração (através de modificações químicas e fotoenxertia) e para permitir a formação de formas complexas com uma adesão adequada para tratar defeitos craniofaciais e ortopédicos. Os investigadores demonstraram numerosas técnicas para melhorar as propriedades biológicas e biomecânicas da cartilagem de engenharia de tecidos. Algumas das principais estratégias para melhorar estas propriedades incluem técnicas

(1)   Melhorar as propriedades biológicas da matriz cartilaginosa extracelular,

(2)   Para fornecer suporte interno à cartilagem de engenharia de tecidos, e

(3)   Adicionar suporte externo (pseudopericôndrio) à cartilagem de engenharia de tecidos. Um objetivo é melhorar a flexibilidade da estrutura da cartilagem de engenharia de tecidos, particularmente em tecidos de cartilagem que não sejam cartilagem articular. Não existem relatos de sucesso na criação de estruturas de cartilagem tridimensionais complexas utilizando PGA em animais imunocompetentes. Este facto pode dever-se a limitações deste tipo de polímeros, que estão sujeitos a respostas inflamatórias. Para evitar a resposta inflamatória aos scaffolds do tipo PGA, Arevalo-Silva et[57] al investigaram a utilização de scaffolds endosqueletais não biodegradáveis feitos dos seguintes materiais:

(1)   Polietileno de alta densidade,

(2)   Acrílico macio,

(3)   Polimetilmetacrilato,

(4)   Silástico extrapurificado, e

(5)   Silástico convencional.

Concluíram que a utilização de um endosqueleto biocompatível permanente demonstrou sucesso na limitação da resposta inflamatória ao scaffold, especialmente o polietileno de alta densidade, acrílico e silastic extra-purificado. Apesar do sucesso desses materiais, os pesquisadores não comentaram sobre a flexibilidade das construções e outras propriedades biomecânicas da neocartilagem. Estudos em nosso laboratório examinaram a função mecânica do pericôndrio na aplicação de suporte externo à cartilagem auricular. Descobrimos que o pericôndrio intacto impedia a fratura da cartilagem auricular (Fig. 7.19).

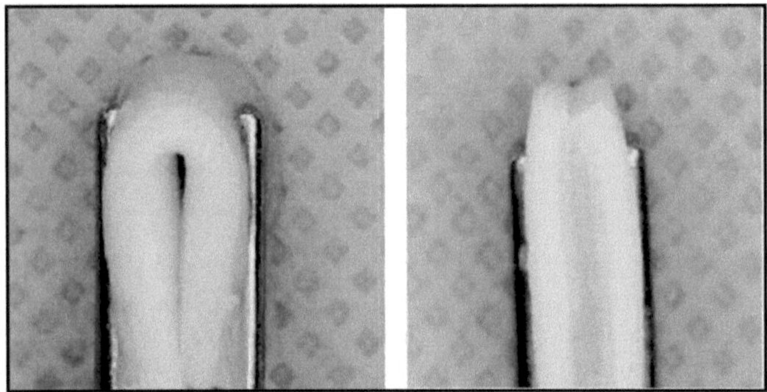

Fig. 7.19. Cartilagem auricular isolada de suíno demonstrando que a cartilagem auricular não fratura quando o pericôndrio está intacto (esquerda) e fratura facilmente quando o pericôndrio é removido (direita).

A partir destes estudos, concluiu-se que o fornecimento de uma camada pericondrial era importante para conferir flexibilidade ao tecido de cartilagem projetado destinado à reconstrução craniofacial. Para simular uma camada pericondrial, investigámos o politetrafluoroetileno expandido (ePTFE) e o pericôndrio liofilizado como componentes estruturais para suportar a cartilagem artificial. O ePTFE é um material biocompatível que tem sido utilizado com sucesso numa grande variedade de aplicações biomédicas e clínicas. Uma das vantagens deste material é a sua estrutura microporosa, que permite a biointegração para a fixação de tecidos moles e proporciona uma integridade mecânica global. Os resultados dos ensaios mecânicos brutos (Fig. 7.20) em compósitos de cartilagem artificial-ePTFE demonstraram que a membrana de ePTFE correspondia às necessidades de criação de um pseudopericôndrio para a cartilagem artificial. A membrana de ePTFE é suficientemente firme para sustentar a tensão colocada na superfície do compósito de cartilagem artificial-ePTFE.

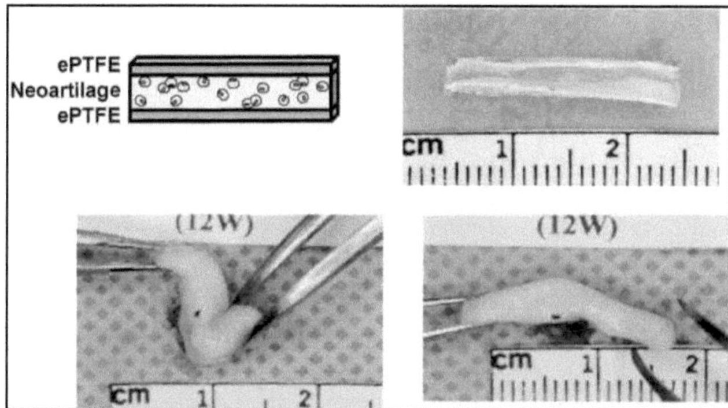

Fig. 7.20. Cartilagem de engenharia de tecidos feita com condrócitos auriculares de suíno em polímero de fibrina e ensanduichada entre duas camadas de ePTFE

O carácter adesivo do polímero de fibrina permitiu que o composto de cola de fibrina-condrócitos se combinasse com a membrana de ePTFE de forma compacta no início da experiência. Subsequentemente, os condrócitos permearam os microporos da membrana de ePTFE e produziram uma matriz neocartilaginosa, formando uma ligação estreita entre a membrana de ePTFE e a cartilagem projectada (Fig. 7.21).

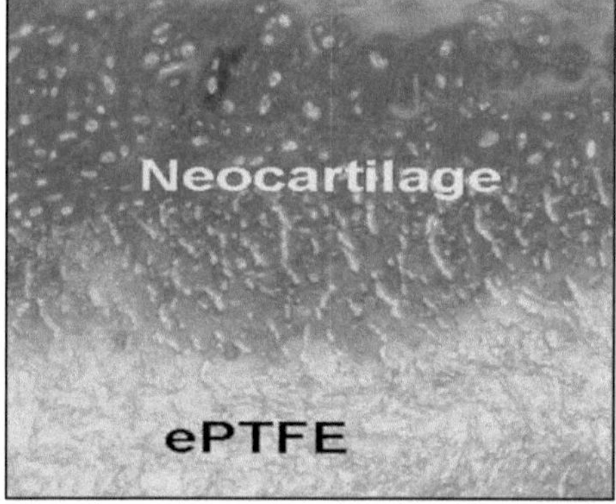

Fig. 7.21. Fotomicrografia de cartilagem de engenharia de tecidos feita com células auriculares de suíno em polímero de fibrina (parte superior da fotografia) integrando com ePTFE (parte inferior da fotografia). A interface mostra a cartilagem entrelaçada com o ePTFE. (hematoxilina-eosina, ampliação original_100).

Esta integração da cartilagem e da membrana de ePTFE formou uma estrutura de cartilagem flexível com um pseudopericôndrio. Quando o polímero foi colocado em ambas as superfícies do compósito, a membrana de ePTFE manteve a flexibilidade da cartilagem de engenharia de tecidos. Assim, a recriação de uma camada pseudopericondrial semelhante em termos de estrutura e posição à do pericôndrio nativo pode proporcionar a flexibilidade necessária para criar cartilagem de engenharia de tecidos adequada para a reparação craniofacial.

Pericôndrio liofilizado

Embora o ePTFE acrescente flexibilidade, por ser um material aloplástico, pode causar uma reação de corpo estranho, o que limitaria a sua aplicação clínica. O pericôndrio autólogo seria preferível para a produção de novo pericôndrio para a cartilagem projectada. No entanto, o fornecimento insuficiente de pericôndrio autólogo limita a aplicabilidade clínica. Propomos a utilização de um material de origem xenogénica, o pericôndrio auricular de suíno liofilizado, para servir de pseudopericôndrio para gerar uma estrutura flexível de cartilagem de engenharia de tecidos. Os resultados dos testes mecânicos brutos revelaram que o pericôndrio liofilizado pode conferir flexibilidade à cartilagem de engenharia de tecidos de forma semelhante às membranas de ePTFE. Outros materiais naturais e sintéticos poderiam servir para melhorar a função mecânica da cartilagem de engenharia.[48]

Utilização de factores de crescimento

Os factores de crescimento estimulam a expansão dos condrócitos num curto período de tempo e aumentam a capacidade dos condrócitos para produzir uma matriz extracelular cartilaginosa útil. O fator básico de crescimento de fibroblastos demonstrou uma influência positiva no crescimento in vitro e in vivo da cartilagem auricular humana. A síntese de condrócitos de colagénio de tipo II é fortemente estimulada pelo fator de crescimento semelhante à insulina 1 (IGF-1). O TGFb e o IGF-1 estimulam a síntese de glicosaminoglicanos, enquanto os factores de crescimento exógenos podem melhorar a qualidade do tecido cartilaginoso de engenharia in vitro. Os factores de crescimento têm um papel potencial na aplicação clínica, onde o objetivo é gerar um grande volume de cartilagem de engenharia de tecidos de alta qualidade a partir de uma pequena amostra de dador num curto período de tempo. Muitos estudos demonstraram os efeitos dos factores de crescimento na diferenciação celular e na expressão fenotípica in vitro. Ao contrário dos extensos testes in vivo que foram realizados com as proteínas morfogénicas ósseas, o papel dos factores de crescimento na condrogénese in vivo está menos definido. A simples adição de factores de crescimento solúveis a um scaffold ou a um gel pode não permitir um efeito contínuo e sustentado do fator. A modificação dos suportes para ligar os factores de crescimento à estrutura química pode permitir a libertação temporal à medida que o suporte se degrada. Outra abordagem poderia consistir em conceber andaimes de copolímeros em que os diferentes componentes se degradam a taxas diferentes para permitir a dispersão diferencial dos factores. As técnicas de transfecção de genes podem ser utilizadas para a engenharia da cartilagem através da transfecção de células com genes de factores de crescimento para estimular excessivamente a síntese da matriz extracelular cartilaginosa. Os investigadores demonstraram que alguns factores de crescimento podem estimular a síntese de colagénio de tipo II e de proteoglicanos pelos condrócitos, que são os elementos cruciais para a manutenção das propriedades biológicas da cartilagem de engenharia de tecidos. A transferência de genes de factores de crescimento (por exemplo, o gene IGF-1, o gene TGFb e o gene da proteína morfogenética óssea 2) para os condrócitos pode aumentar consideravelmente a síntese da matriz in vitro. Além disso, as células de culturas infectadas mantêm um fenótipo condrocítico e continuam a expressar um fator de crescimento elevado. Foi demonstrado que é possível transferir o gene IGF-1 humano para as articulações do joelho de coelhos através de um vetor adenoviral de primeira geração para promover a síntese de proteoglicanos sem afetar significativamente a inflamação ou a degradação da cartilagem. Embora os dados mostrem um aumento da produção de matriz extracelular, os investigadores não apresentaram quaisquer dados biomecânicos sobre a cartilagem recém-formada em comparação com a cartilagem nativa, e o controlo da expressão excessiva do gene transfectado continua a ser um problema. No entanto, esta é uma modalidade complementar promissora para a engenharia da cartilagem.[48]

Integração e cura

Peretti et al[58, 59] estudaram a capacidade dos condrócitos semeados em matriz de cartilagem morta para aderir às peças. Os condrócitos formaram uma matriz e a força de ligação foi testada em tensão. Estes resultados demonstraram que os condrócitos isolados eram capazes de formar uma nova matriz com uma força de ligação favorável. Para estudar a capacidade de cicatrização da cartilagem criada com polímero de fibrina, Silverman[60] realizou experiências que analisaram a interação entre a cartilagem criada e a cartilagem nativa in vivo (Fig. 7.22).

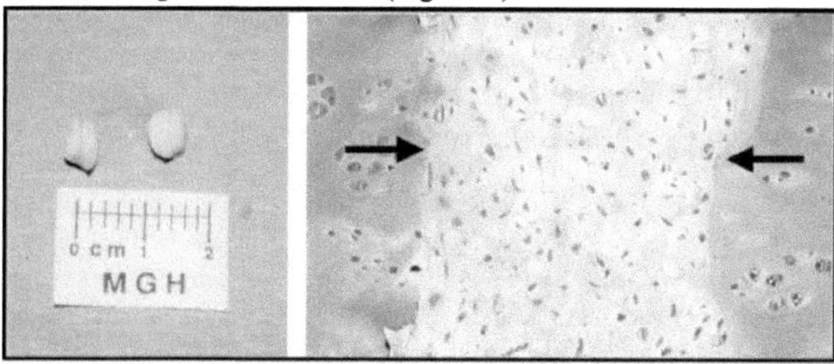

Fig. 7.22. Fotomicrografia mostrando cartilagem de engenharia de tecidos ensanduichada entre dois discos de cartilagem articular nativa (esquerda). A neocartilagem forma-se entre os discos, como indicado entre as setas, e liga-se à cartilagem nativa. (Azul de toluidina, ampliação original _200) (De Silverman RP, et al. Adhesion of tissue engineered cartilage to native cartilage. Plast Reconstr Surg2000; 105:1396; com permissão).

Uma mistura de polímero e condrócitos foi colocada entre dois discos, com 6 mm de diâmetro, de cartilagem articular suína fresca e implantada numa bolsa subcutânea no dorso de ratinhos nus. A avaliação histológica e por microscopia eletrónica das construções experimentais revelou uma camada de neocartilagem entre os dois discos de cartilagem. A neocartilagem parecia preencher todas as irregularidades ao longo da superfície do disco de cartilagem sem quaisquer lacunas. A coloração com safranina-O e azul de toluidina indicou a presença de glicosaminoglicanos e colagénio, respetivamente. As propriedades mecânicas das construções experimentais ligadas, calculadas a partir das curvas tensão-deformação, diferiram significativamente das das amostras de controlo. Em todos os casos, a falha ocorreu na interface entre a neocartilagem e a cartilagem nativa. Este estudo demonstra que a cartilagem de engenharia de tecidos produzida com um polímero à base de fibrina permitiu a aderência à cartilagem adjacente e suportou forças significativamente maiores do que as amostras de cartilagem aderidas apenas com cola de fibrina. Estes estudos demonstram o potencial da cartilagem de engenharia de tecidos para se integrar na cartilagem nativa e participar num processo de cicatrização.

7F. ENGENHARIA DE TECIDOS ÓSSEOS

A engenharia do tecido ósseo é um campo interdisciplinar composto por equipas de clínicos, engenheiros e cientistas cujo objetivo é criar um fornecimento ilimitado e prontamente disponível de substitutos ósseos prontos a usar. Os actuais produtos de engenharia de tecido ósseo não satisfizeram, em grande medida, as expectativas clínicas. Os procedimentos cirúrgicos para reparar defeitos resultantes de anomalias craniofaciais congénitas, traumatismos, ressecção de tumores e doenças degenerativas continuam a exigir enxertos de osso autógeno. Até que a fiabilidade dos substitutos ósseos iguale a do enxerto ósseo tradicional, o osso autógeno continuará a ser o padrão de ouro, apesar dos problemas associados à colheita de enxertos ósseos do paciente. Os cirurgiões são constantemente confrontados com a difícil tarefa de reconstrução de defeitos ósseos. Cada área anatómica diferente oferece desafios difíceis em termos das necessidades específicas de reconstrução óssea em termos de forma e função. Apesar de existirem múltiplas soluções engenhosas para reconstruir estes defeitos, cada uma destas operações implica custos de hospitalização e possível morbilidade do dador e do recetor.

Na região da cabeça e do pescoço, os enxertos ósseos vascularizados e não vascularizados são utilizados para a reconstrução de uma variedade de defeitos congénitos, traumáticos e pós-ressecção oncológica. O calvário dividido não vascularizado tem sido utilizado para cranioplastia, enxerto ósseo imediato de defeitos traumáticos e onlays no esqueleto maxilofacial. A calvária também tem sido utilizada para enxerto ósseo de fendas alveolares, para além da fonte mais comum - a crista ilíaca. As costelas têm sido usadas de forma vascularizada e não vascularizada para cranioplastia, reconstrução da mandíbula e restauração do contorno. Defeitos ainda mais complexos são enfrentados para a reconstrução pós-oncológica, onde a estética deve ser considerada além da cicatrização primária da ferida e da função. Tendo em conta o ambiente hostil em que estes enxertos têm de sobreviver, com leitos de feridas previamente irradiados e exposição à saliva, os enxertos ósseos vascularizados são mais frequentemente utilizados. Os locais mais frequentes para estes enxertos ósseos incluem a fíbula, a escápula, o rádio e a crista ilíaca. Problemas semelhantes são enfrentados na reconstrução das extremidades, onde os enxertos ósseos são usados no tratamento de uma variedade de defeitos traumáticos e oncológicos. Têm sido utilizados enxertos ósseos vascularizados e não vascularizados. Para defeitos ósseos mais pequenos e um leito de ferida favorável, têm sido utilizados enxertos de osso esponjoso não vascularizado da crista ilíaca, da tíbia e do rádio. Para falhas ósseas maiores ou um leito de ferida hostil, é utilizado um enxerto ósseo vascularizado, como o da fíbula. Para cada um desses locais doadores, há várias dificuldades potenciais que os pacientes enfrentam. Entre elas estão a dor, a deformidade, a lesão de estruturas adjacentes, a duração das operações, a cicatrização e o custo da operação, bem como a hospitalização prolongada e a possível perda ou reabsorção do enxerto.[61]

Abordagens actuais

A abordagem atual à engenharia do tecido ósseo envolve a integração de um material de suporte, algum tipo de célula e factores de crescimento. Este é considerado o paradigma clássico da engenharia de tecidos, em que o suporte fornece uma substância de base para as células estabelecerem a matriz do tecido e os factores de crescimento ajudam a direcionar as células para o tipo fenotípico desejável. A construção é implantada no doente, onde os mecanismos normais de cicatrização de feridas e de regeneração de tecidos assumem o controlo da construção e provocam a formação do tecido desejado.

Materiais

Os materiais utilizados na engenharia do tecido ósseo são materiais cirúrgicos comuns. Estes incluem metais, cerâmicas e polímeros. Os materiais utilizados são concebidos para proporcionar resistência, forma e um espaço funcional no qual o novo osso se pode formar. Há também um componente funcional desejado para os materiais usados nessas estratégias de engenharia de tecido ósseo. Os materiais mais utilizados são o TCP, HA, ácido poli-lático e ácido poli-lático co-glicólico. O conceito básico da utilização de um material de suporte é que o suporte orienta o crescimento de novo osso. Em alguns casos, pensa-se que o próprio suporte induz as células a produzir osso. Estas propriedades são conhecidas como osteocondução e osteoindução. O material de suporte ideal é osteoindutor e osteocondutor. Além disso, alguns materiais de suporte são absorvíveis e outros não. Assim, as propriedades variáveis de certos materiais de suporte devem ser optimizadas e adaptadas ao cenário clínico a que se destinam. Nenhum material de andaime é uma panaceia. Muitos dos materiais disponíveis para a engenharia do tecido ósseo são frágeis. Os polímeros e as cerâmicas podem fraturar facilmente e têm fracas características de manuseamento. Não são fáceis de colocar no corpo e podem ser ambientes desfavoráveis para as células ocuparem. Além disso, os polímeros tendem a induzir uma reação inflamatória significativa de corpo estranho, completa com infiltrados linfocíticos e células gigantes. Isto não é propício à formação de um novo tecido ou à mineralização da matriz óssea. Para resolver estes problemas, devem ser utilizadas novas abordagens à conceção de andaimes. Marra e al patentearam um material atualmente conhecido como Caprotite. Este material foi concebido para satisfazer as necessidades clínicas de um cirurgião que necessita de um substituto ósseo para a cicatrização de um defeito ósseo. Os materiais utilizados para criar esta combinação mista incluem poli (caprolactona), poli (ácido D, L-lático-co-glicólico) e HA. Cada componente desta mistura confere uma propriedade específica ao compósito.

Células

As células que estão a ser investigadas para a engenharia do tecido ósseo têm sido objeto de grande atenção. As células estaminais adultas e as células estaminais embrionárias têm o potencial de responder a esta necessidade. No entanto, é também o método de utilização que poderá ter o maior impacto neste domínio. A produção empresarial de células estaminais adultas derivadas da medula óssea tem-se revelado promissora na terapia experimental do cancro. As células estaminais derivadas do tecido adiposo também têm potencial para responder a esta necessidade. Em estudos experimentais, as adiposidades derivadas da lipoaspiração demonstraram o potencial para mineralizar a matriz in vitro. Atualmente, os testes in vivo estão pendentes.

Factores de crescimento

Os factores de crescimento serão muito provavelmente uma parte importante de qualquer estratégia bem sucedida para criar osso sintético. As proteínas morfogenéticas da família TGF-B e da família do fator de crescimento semelhante à insulina são as mais promissoras. No entanto, as técnicas actuais de administração são rudimentares e imprevisíveis. Estão a ser utilizadas doses de miligramas de factores de crescimento em situações como a fusão da coluna vertebral, em que a concentração normal de factores de crescimento no meio interno é 100 000 vezes inferior. É importante considerar as infinitas combinações de factores de crescimento que podem ser utilizadas e os métodos ilimitados de administração. É este número crescente de combinações que continua a fazer da engenharia do tecido ósseo um campo popular com colaboração inter-especialidades.[61]

Limitações actuais

Apesar de algum sucesso na área da engenharia de tecidos ósseos, as limitações destas técnicas, materiais e estratégias são evidentes na área clínica. A questão central é como gerar um fornecimento de sangue dentro de qualquer construção óssea de modo a que o novo osso funcione como osso normal. O fornecimento de sangue permite que o osso combata a infeção e receba factores circulantes e nutrição que o ajudam na incorporação e remodelação a longo prazo no local da implantação. Sem um método para gerar um fornecimento de sangue adequado, a regeneração óssea não pode ocorrer ao nível necessário para os principais problemas clínicos ósseos. Uma questão que tem sido omitida em muitas estratégias de engenharia de tecido ósseo é o conceito de regeneração. O que é verdadeiramente desejado é regenerar o osso de forma a que o novo osso seja equivalente ao osso normal. O mais próximo que os engenheiros de tecido ósseo conseguem chegar a isto é com a distração óssea. A distração óssea cria osso que é vascularizado, mineralizado e totalmente integrado no local onde é necessário. Uma vez que a distração não pode ser realizada em todas as feridas, a regeneração óssea tem de ser imitada com materiais, células, factores de crescimento e estratégias técnicas para a substituição óssea. No entanto, a regeneração é mal compreendida. Existe uma interação complexa de eventos temporizados e relações espaciais que ocorrem num tecido dinâmico e tridimensional como o osso. No entanto, as estratégias actuais de mistura de andaimes, células e factores de crescimento não se aproximam do que se prevê como necessário para uma verdadeira regeneração óssea. Assim, devem ser examinadas novas estratégias para determinar o seu potencial para resolver algumas destas questões.

Conceitos inovadores: fabrico sólido de forma livre de osso artificial

A forma externa do suporte e a composição do material são importantes; além disso, a sua arquitetura interna é fundamental para um funcionamento adequado e um desempenho ótimo. A conceção da microestrutura do andaime (ou seja, o tamanho, a forma, a orientação e a distribuição espacial dos seus vazios internos) afecta a eficácia da sementeira de células, a fixação das células, as propriedades mecânicas, o transporte de nutrientes e o crescimento vascular. Por conseguinte, os engenheiros de tecidos necessitam de processos de fabrico que possam construir com precisão andaimes de acordo com desenhos específicos. Os processos de fabrico de sólidos de forma livre (SFF) podem responder a esta necessidade. A SFF refere-se a métodos de conceção assistida por computador/fabricação assistida por computador (CAD/CAM) que podem fabricar, automaticamente, formas complexas diretamente a partir de modelos CAD. Os processos de SFF baseiam-se num paradigma de fabrico em camadas que constrói formas através da deposição incremental de material e da fusão de camadas finas de secções transversais. Embora os processos de SFF sejam utilizados predominantemente para aplicações industriais, a SFF é também utilizada para fabricar andaimes com microestruturas controladas para numerosas aplicações de engenharia de tecidos. Para além disso, é importante que as concepções de andaimes da próxima geração tenham um controlo espacial completo sobre a distribuição interna de células, moléculas de sinalização e materiais. Por exemplo, as concepções heterogéneas de suportes, tais como construções de osso/cartilagem/vasculatura, exigiriam diferentes tipos de células e composições de materiais em diferentes regiões. A SFF tem potencial para permitir um controlo espacial completo da composição do andaime, incorporando processos de deposição selectiva de materiais e adicionando simultânea e seletivamente células e factores de crescimento às camadas à medida que os andaimes vão sendo construídos. Calvert e Weiss estão a desenvolver um novo processo de SFF para a engenharia de tecidos baseado num método de montagem patenteado.[62] Camadas de secção transversal relativamente finas e pré-fabricadas e segmentos de camadas de andaimes são empilhados para formar estruturas tridimensionais através do acoplamento de camadas com fixadores biodegradáveis em miniatura. Com esta abordagem de montagem, cada secção pré-fabricada pode ser semeada com células ou factores de crescimento antes da montagem final.

Depois, o crescimento normal do tecido através das camadas, in vitro ou in vivo, funde o conjunto à medida que o andaime se degrada. A abordagem de montagem permite o fabrico de andaimes heterogéneos que são compostos por vários materiais com diferentes microestruturas, tipos de células e factores de crescimento utilizados em diferentes secções da montagem. Este método é útil para trabalhar com materiais de andaime que requerem calor ou produtos químicos tóxicos para formar os materiais, porque estes processos precedem as operações de sementeira de células na abordagem de montagem. Outra vantagem é a capacidade de formar andaimes heterogéneos com placas de fixação integrais para camadas seleccionadas para aplicações de suporte de carga. Outro processo de SFF que está a ser desenvolvido por Weiss e Campbell (dados não publicados) fabrica andaimes à base de fibrina com gradientes de concentração de factores de crescimento. Resumidamente, utiliza cabeças de impressão de jato de tinta focalizadas para co-depositar fibrinogénio, trombina, factores de crescimento e factores de reticulação para produzir, camada a camada (por mistura das gotículas na superfície impressa), estruturas tridimensionais de fibrina modeladas. O processo é compatível com a impressão in situ para resolver problemas de manuseamento cirúrgico (Fig.7. 23).

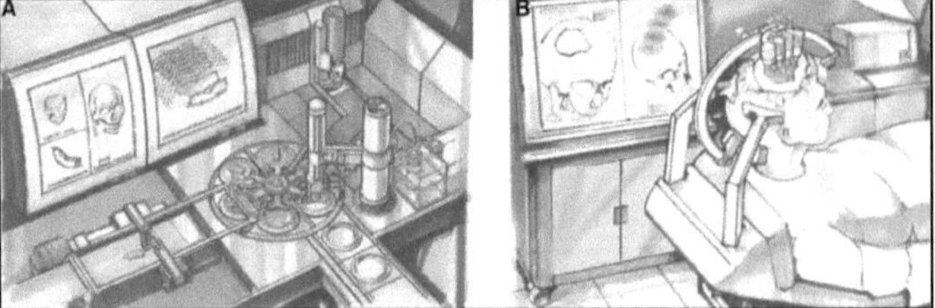

Fig. 7.23. (A, B) Sistemas de fabrico de andaimes CAD/CAM previstos.

CAPÍTULO 8

ENGENHARIA DE TECIDOS EM MEDICINA DENTÁRIA

O aspeto e a função orofaciais gerais podem ser melhorados através de uma gama de opções de tratamento, desde as mais simples às mais complexas. Os procedimentos simples com um forte impacto estético incluem o branqueamento dentário, as restaurações coladas de porcelana, o recontorno dentário estético, a colagem interproximal de materiais compósitos e as coroas e pontes tradicionais. À medida que as necessidades estéticas orais faciais se tornam mais complexas devido a más oclusões, assimetria dento-facial, traumatismo, doença periodontal, perda de dentes/osso e os efeitos gerais do envelhecimento, é indicada uma abordagem mais integrada. O tratamento pode envolver principalmente o protésico/dentista restaurador, ou pode envolver uma equipa multidisciplinar de especialistas dentários e médicos. As contribuições da medicina dentária para a função oclusal com engenharia de tecidos e para a beleza facial e as possíveis contribuições da prótese dentária, da cirurgia maxilofacial oral, da microcirurgia plástica periodontal, da engenharia dentária e do tratamento biológico oral num futuro próximo são aqui discutidas.[63]

Dentisteria protética

A perda de dentes naturais representa o maior risco de mutilação e destruição de parte do esqueleto facial, com a consequente distorção da aparência, morfologia e função dos tecidos moles. Os dentes são perdidos devido a cáries, traumatismos e doenças periodontais, ou podem faltar de forma congénita. De acordo com o Surgeon General's Report on Oral Health, aos 17 anos de idade, mais de 7% da população não tem pelo menos um dente permanente. Aos 50 anos, o americano médio tem 12 dentes em falta. Um terço das pessoas com mais de 65 anos tem falta de todos os dentes.[62] A acompanhar a perda de dentes está a perda do complexo osso/tecido de suporte que envolve os dentes, resultando numa perda de suporte dos tecidos moles faciais. A prótese dentária inclui todo o espetro de procedimentos de restauração da saúde dentária que restauram os efeitos da perda de tecidos dentários duros e moles. O objetivo dos cuidados especializados em prótese dentária é restaurar e manter a função oral e o aspeto estético do paciente através da reparação ou substituição de dentes ou estruturas orais em falta por dispositivos artificiais. Os dentistas têm sido bem sucedidos no tratamento de doentes com dentes naturais empobrecidos ou em falta. Como principal profissional de diagnóstico envolvido na reabilitação de reconstruções dentárias multidisciplinares complexas, o dentista restaurador ou protésico deve orientar os co-especialistas envolvidos na coordenação do tratamento para garantir resultados de tratamento idealizados. Um elevado nível de envolvimento torna-se especialmente importante na colocação correcta de implantes dentários, cirurgias pré-protéticas, engenharia de tecidos duros e tratamentos com uma forte componente estética.

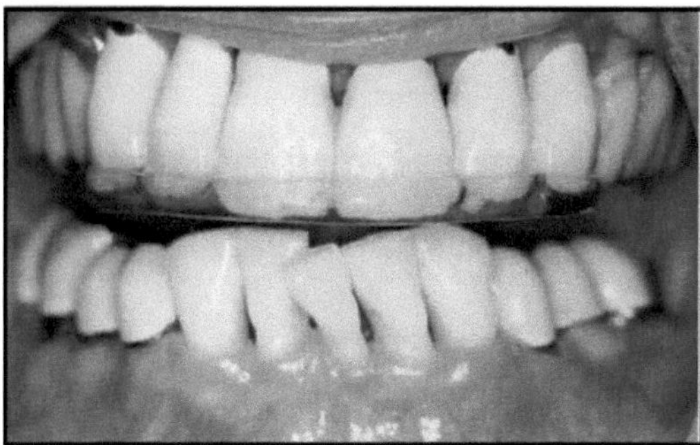

Fig. 8.1. Vista intra-oral de um paciente que necessita de reabilitação oral. O doente apresentava uma perda grave de suporte periodontal e um desvio e inclinação exagerados dos restantes dentes mandibulares

A Fig. 8.1 apresenta uma vista intra-oral de um doente que necessita de reabilitação oral. O doente apresentava uma perda grave de suporte periodontal e um desvio e inclinação exagerados dos dentes mandibulares remanescentes. A Fig. 8.2 apresenta uma vista oclusal da arcada mandibular do doente após a extração dos dentes mandibulares remanescentes e a substituição do implante endósseo

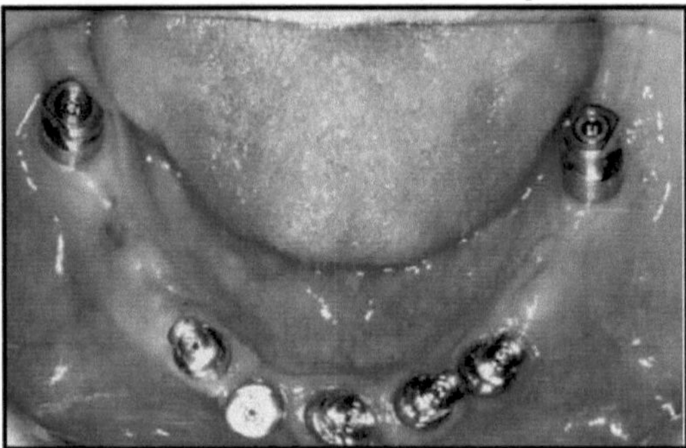

Fig. 8.2. Uma vista oclusal da arcada mandibular do paciente da Fig. 8.1 após a extração dos restantes dentes mandibulares e a substituição do implante endósseo. Note-se as finas cristas residuais que resultaram de muitos anos de doença periodontal progressiva.

Note-se os rebordos residuais finos, que resultaram de muitos anos de doença periodontal progressiva. Uma vista oclusal do mesmo paciente (Fig. 8.3) com a restauração implanto-suportada completa proporciona a este paciente um resultado estável e estético capaz de suportar cargas mastigatórias iguais às da dentição natural.

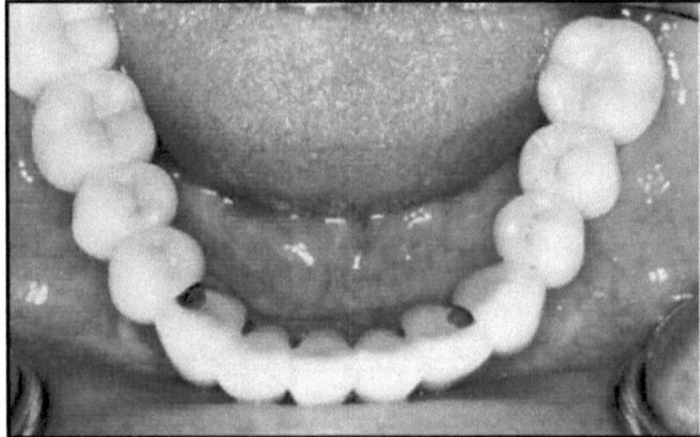

Fig. 8.3. Uma vista oclusal do paciente da Fig. 8.1 com a restauração de implante concluída, que proporciona a este paciente um resultado estável e estético capaz de suportar as cargas mastigatórias iguais às de uma dentição natural.

A Fig. 8.4 é uma vista intra-oral do paciente reconstruído. A dimensão vertical adequada da oclusão foi restaurada para melhorar a estética e a função global.

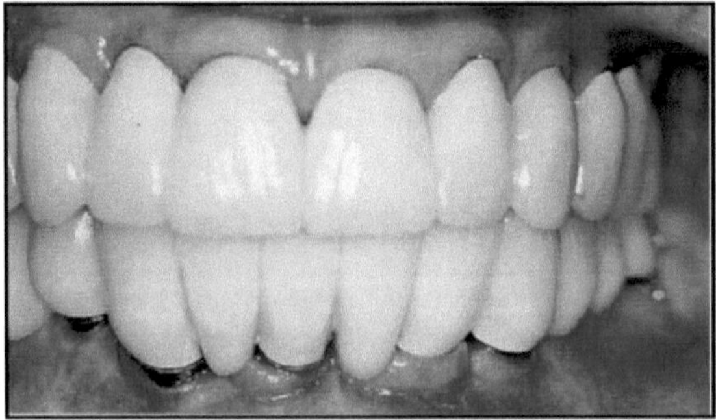

Fig. 8.4. Vista intra-oral da reconstrução completa com a dimensão vertical adequada da oclusão estabelecida

para melhorar a estética e a função globais

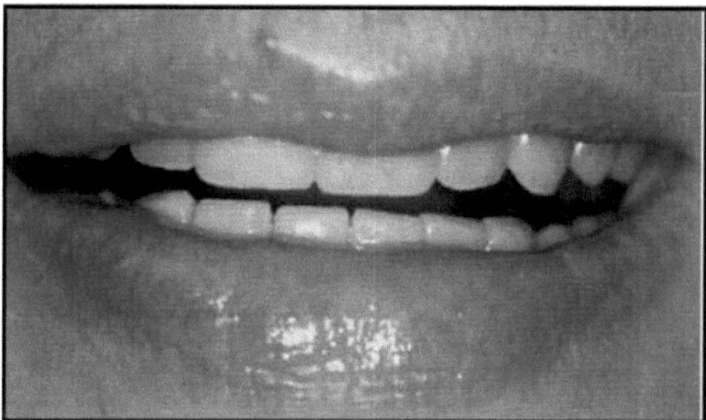

Fig. 8.5. Uma vista extra-oral do paciente na Fig. 8.1 ilustra a eficácia com que uma reconstrução com implantes fixos pode restaurar o suporte labial e facial correto de um paciente para uma aparência estética e natural de todo o complexo dento-facial.

Uma vista extra-oral do mesmo paciente (Fig. 8.5) demonstra a eficácia com que uma reconstrução com implantes fixos pode restaurar o suporte labial e facial correto de um paciente para uma aparência estética e natural de todo o complexo dento-facial. Historicamente, a perda extensa ou completa da dentição natural era restaurada com aparelhos removíveis. Embora este tratamento tenha sido bem sucedido na substituição imediata dos dentes perdidos e do osso de suporte, o uso continuado de próteses amovíveis é acompanhado por uma perda óssea contínua das cristas subjacentes e por forças de torção excessivas na dentição remanescente, com a consequente perda de dentes. As alterações morfológicas maxilomandibulares ocorrem lentamente ao longo de vários anos e dependem do equilíbrio da atividade osteoclástica e osteoblástica. Mesmo com os melhores esforços na criação de aparelhos removíveis estáveis e equilibrados, a atividade osteoclástica prevalece e ocorre perda de osso. As cristas residuais comprometidas causam uma redução da altura total da face e um aumento do prognatismo mandibular desfigurante. Perpetua-se assim um ciclo negativo de destruição das estruturas orais. Na dentição natural, o periodonto fixa os dentes aos maxilares, fornecendo um aparelho suspensor resistente às forças funcionais. Permite que os dentes ajustem a sua posição quando sob tensão, mantendo um suporte ósseo adequado. Quando ocorre a perda de dentes, uma prótese suportada por implantes pode potencialmente proporcionar uma reconstrução funcional e estética, desde que os implantes sejam colocados com precisão na localização e angulação predeterminadas. A precisão da colocação dos implantes é importante na zona anterior da boca e quando o osso remanescente é limitado em quantidade e qualidade. A tomografia computorizada e as guias cirúrgicas precisas ajudam o cirurgião na colocação correcta para complementar os esforços do dentista restaurador na criação de uma restauração natural. No entanto, mesmo com uma colocação ideal do implante, perdem-se as vantagens da ligação periodontal do dente ao osso, uma vez que os implantes se fixam diretamente ao osso, eliminando o aparelho de suporte dos tecidos moles. Cada vez mais, a colocação imediata de implantes está a ser recomendada. Alguns dos benefícios incluem factores como a maximização do processo de cicatrização natural, a minimização da reabsorção óssea, a preparação mínima do local do implante, a redução do número de fases cirúrgicas, uma potencial simplificação do desenho e construção da prótese e o efeito psicológico positivo imediato no paciente. O objetivo geral do tratamento protético dentário é criar uma aparência natural para a dentição e para os tecidos de suporte e osso subjacentes, sem mostrar sinais visíveis de dentes em falta ou restaurados. Quando os meios biológicos de restauração dos tecidos não são suficientes, é necessária a substituição protética das estruturas orais em falta. A evolução dos materiais de restauração disponíveis continua a ajudar o dentista restaurador a criar restaurações realistas. Estes avanços têm-se verificado predominantemente na área dos sistemas de porcelana e têm tornado cada vez mais possível a reprodução de estruturas dentárias de aspeto natural. Além disso, a introdução mais recente de restaurações cerâmicas coladas representa um procedimento conservador, fiável e eficaz para restaurar volumes e comprimentos coronais extensos na dentição anterior e posterior.[63]

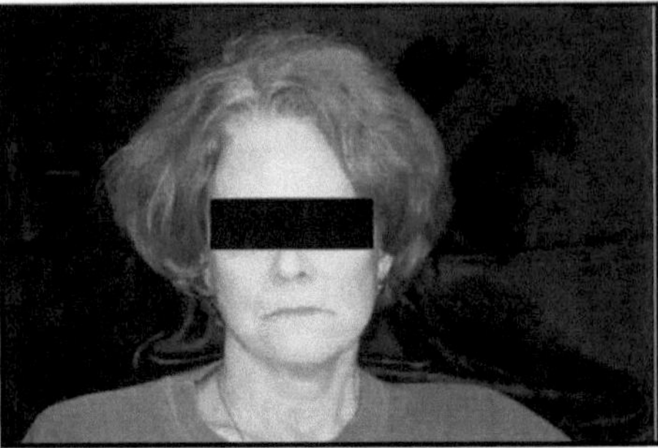

Fig. 8.6. Vista pré-operatória de uma paciente antes da sua reconstrução dentária. A perda da dimensão vertical da oclusão e o comprometimento do suporte dos tecidos faciais podem ser vistos nos lábios afinados e virados para baixo e numa aparência "flácida" na parte inferior da face

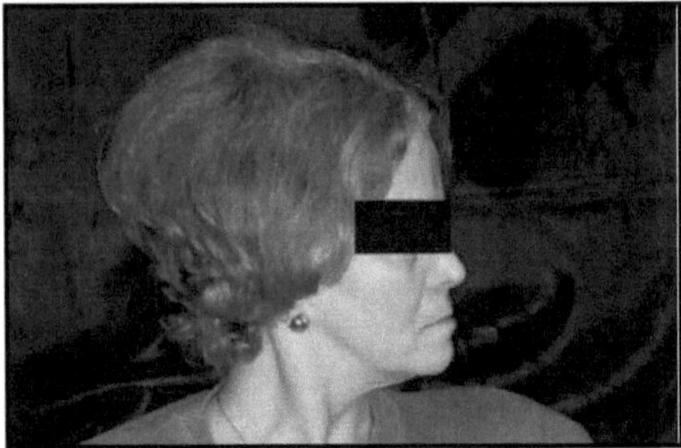

Fig. 8.7. Uma vista lateral do doente na Fig. 8.6 ilustra ainda mais a perda do suporte facial adequado, evidenciada pelo aspeto prognático da mandíbula inferior.

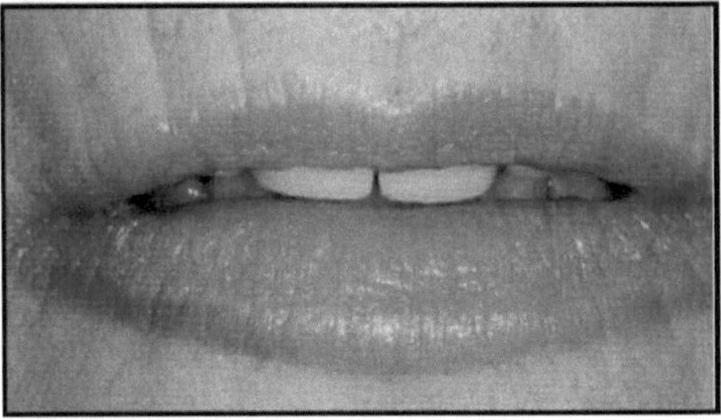

Fig. 8.8. Uma vista de perto dos lábios do paciente em repouso ilustra os compromissos estéticos que podem resultar de um suporte labial inadequado fornecido pelas restaurações pré-existentes subjacentes

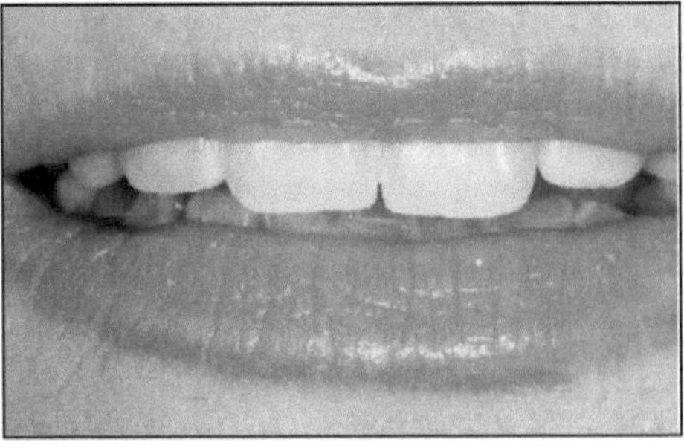

Fig. 8.9. Uma vista de grande plano semelhante do doente da Fig. 8.6 após a reconstrução dentária. O lábio superior do paciente parece cheio e sem rugas devido ao tamanho, forma e posicionamento correctos das novas restaurações subjacentes

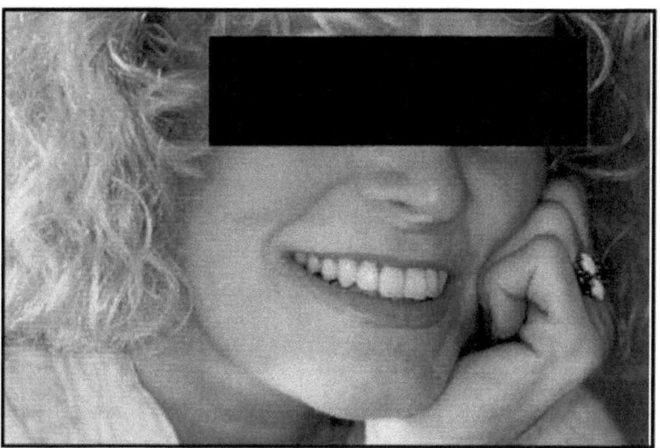

Fig. 8.10. O mesmo paciente que na Fig. 8.6 após a construção dentária. A dimensão vertical correcta da oclusão das novas restaurações cria uma aparência mais equilibrada e jovem para o paciente.

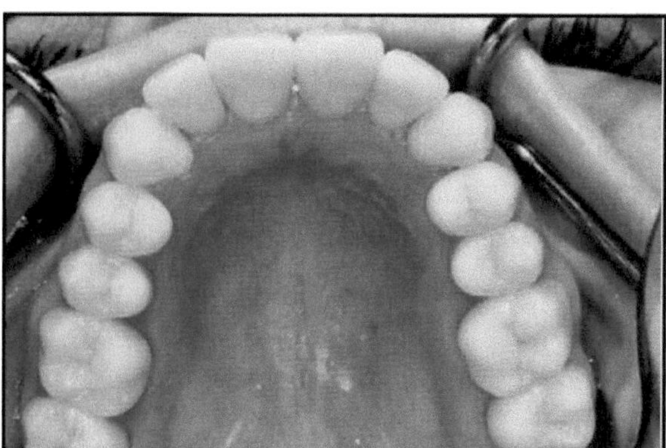

Fig. 8.11. A evolução contínua dos sistemas de porcelana disponíveis para a criação de restaurações dentárias proporciona ao dentista restaurador a capacidade de recriar uma substituição natural, vital e biologicamente sólida.

Cirurgia oral e maxilofacial

Os cirurgiões orais e maxilofaciais são frequentemente confrontados com defeitos na maxila e na mandíbula resultantes de doença periodontal, traumatismo e tumor maligno. Se o defeito for pequeno, frequentemente cicatriza sem evidência de lesão prévia. No entanto, se o defeito for maior, ocorre frequentemente uma regeneração incompleta, mesmo nos casos em que é utilizado enxerto de tecido. A engenharia de tecidos tem uma possibilidade promissora de resolver estes problemas.

Aplicações em tecidos moles: Mucosa oral

Uma das principais e mais óbvias razões para o desenvolvimento de uma mucosa oral humana com engenharia de tecidos é o tratamento e o encerramento de feridas cirúrgicas. Outras utilizações potenciais são: modelos in vitro para estudar a biologia e a patologia da mucosa, utilizar a mucosa como veículo para a entrega e a expressão de genes transduzidos (terapia genética) e como alternativa aos animais para testar a segurança de produtos de consumo num sistema in vitro.[64]

No desenvolvimento de um equivalente de mucosa oral com engenharia de tecidos, são necessários dois componentes básicos: a porção superficial ou epiderme, que contém os queratinócitos, e a porção mais profunda ou derme. Investigadores anteriores tentaram enxertar defeitos da pele e da mucosa oral com folhas epiteliais.[65-69]

Estas folhas epiteliais são friáveis e difíceis de manusear, com uma baixa taxa de enxerto. Parenteau et al[70] (1994) demonstraram que a taxa de encerramento da ferida e o aumento da percentagem de reparação da ferida são melhorados com a presença de uma derme. Para além disso, o processo de maturação e os eventos biológicos da regeneração da pele são acelerados com a presença de um substrato dérmico.[71]

Inokuchi e outros[72] descobriram que os fibroblastos autógenos, no interior da matriz dérmica enxertada, facilitavam a manutenção a longo prazo da epiderme cultivada reorganizada, apoiando a auto-renovação do epitélio in vivo. Clugston e outros[73] observaram que a ausência de uma derme enxertada resultava numa contração dos auto-enxertos de queratinócitos em cultura na ordem dos 50%.

O desenvolvimento e enxerto de uma derme pode ajudar na adesão do enxerto epitelial, minimizar a contração da ferida e ajudar na maturação epitelial, ao mesmo tempo que encoraja a formação de uma membrana basal.[74] De modo a resistir a grandes tensões, o epitélio deve formar uma membrana basal contínua com uma lâmina basal e uma zona de ancoragem.[75]

Vários modelos que consistem em queratinócitos combinados com um componente mesenquimal ou dérmico demonstraram com êxito uma morfogénese epitelial melhorada e um aumento da expressão de marcadores de diferenciação. Isto foi observado especialmente quando foram cultivados numa interface ar-líquido: fibroblastos cultivados num colagénio de tipo I contraído,[76] membranas liofilizadas de colagénio-glicosaminoglicano reticuladas por agentes químicos,[77] derme suína "morta",[78] e derme humana profunda que reteve a sua lâmina basal.[79]

Nanchahal e Ward,[80] na sua revisão da literatura, consideraram que uma das principais desvantagens dos enxertos de pele compósita cultivados disponíveis eram as suas fracas características de manuseamento. Pensou-se que o componente dérmico necessitava de melhorias na sua resistência à tração, bem como na produção de uma lâmina densa e de fibrilhas de ancoragem.

Auger e outros[81] demonstraram que um equivalente dérmico seria melhor se fosse feito de colagénio humano, em vez de animal. O colagénio humano (derme) ajudou a promover a deposição de constituintes adicionais da membrana basal e mostrou um melhor padrão de diferenciação de queratinócitos e menos imunogenicidade do que o colagénio animal.

O enxerto ideal da mucosa deve ser construído com queratinócitos orais autógenos, cultivados num meio sem soro ou definido, sem uma camada de alimentação xenogénica. Antes do enxerto na cavidade oral, os queratinócitos orais devem ser aplicados a uma matriz dérmica humana que seja instrutiva e comunicativa com os queratinócitos orais cultivados.

O enxerto compósito deve ser biodegradável e não tóxico; ter propriedades físicas de resistência, complacência e densidade semelhantes às do tecido que substitui; ser capaz de promover a fixação de células; ser reconhecível e capaz de ser remodelado por células do hospedeiro e/ou do tecido enxertado; ter baixa imunogenicidade; ser suturável; encorajar a neovascularização; e ser um substrato adequado para que as enzimas da matriz extracelular existam e sejam funcionais.

Na Universidade de Michigan, os queratinócitos orais humanos têm crescido com sucesso numa pele de aloenxerto humano descelularizada (Fig. 8.12).

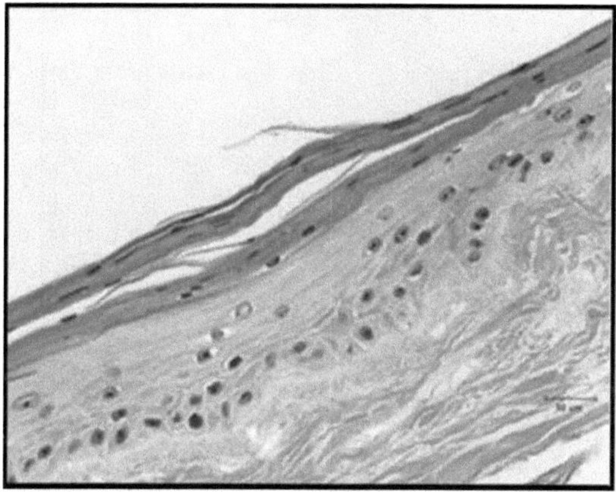

Fig. 8.12

Este material, AlloDerm (LifeCell Corp, Branchburg, NJ), é uma matriz de tecido conjuntivo humano cadavérico acelular, biocompatível e não imunogénica, que resulta de um processo de liofilização patenteado que deixa a matriz extracelular inalterada. Além disso, a matriz dérmica tem uma polaridade, ou seja, tem uma membrana basal intacta de um lado que permite que os queratinócitos formem ligações desmossómicas e, do outro lado, tem "poros" abertos no tecido reticular que permitem a migração celular.

Foi demonstrado de forma consistente que se integra nos tecidos do hospedeiro, demorando vários anos a ser substituído pelo tecido conjuntivo do hospedeiro. O Allo-Derm também contém canais vasculares intactos que servem de condutas para a migração de células endoteliais, estabelecendo assim uma revascularização mais rápida do enxerto de mucosa livre. Mais importante ainda, o AlloDerm corta-se, adapta-se e sutura-se como tecido autólogo, sendo assim "amigo do cirurgião" nas suas características de manuseamento.[82]

Por último, o desenvolvimento de um equivalente de mucosa oral compósito oferecerá ao cirurgião oral e maxilofacial não só um material para ajudar na reconstrução da cavidade oral, mas também um meio de introduzir o conceito de terapia genética somática. A terapia genética somática envolve a introdução de material genético novo em células somáticas, queratinócitos e/ou fibroblastos, para expressar produtos genéticos terapêuticos.

Esta tecnologia emergente é muito promissora para o tratamento de doenças hereditárias (diabetes, hemofilia) e adquiridas (cancro oral, osteoradionecrose).[83, 84]

Recentemente, foi efectuado no Japão um ensaio clínico humano utilizando uma mucosa oral de engenharia de tecidos humanos.

O objetivo desse estudo era avaliar a eficácia da utilização de um equivalente de mucosa oral produzido ex vivo (EVPOME) para procedimentos de enxerto intra-oral.

Os queratinócitos autógenos foram colhidos a partir de uma biopsia por punção 4 semanas antes da cirurgia, colocados num sistema de cultura sem soro e semeados num equivalente dérmico cadavérico humano, o AlloDerm. Trinta doentes com uma lesão pré-maligna ou cancerosa foram divididos em 2 grupos, dependendo do estádio da doença: grupo 1, EVPOME, ou grupo 2, AlloDerm, controlo sem uma camada epitelial. Clinicamente, os enxertos EVPOME eram fáceis de manusear e apresentavam uma excelente adesão ao enxerto (Fig. 8.13).

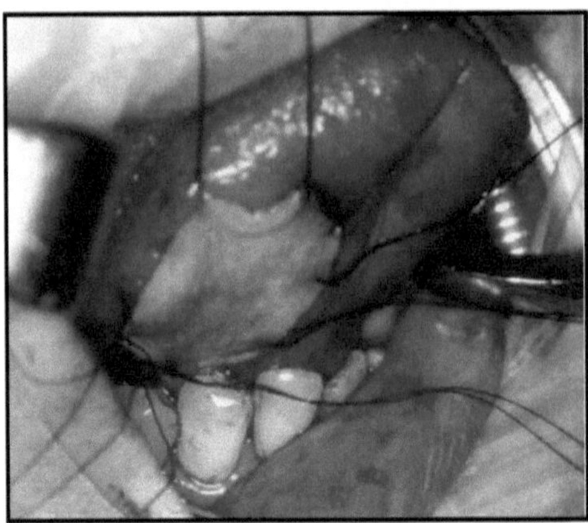

Fig. 8.13

Tanto os enxertos EVPOME como os AlloDerm apresentaram uma taxa de aceitação de 100%. Aos 6 dias após o enxerto, o EVPOME apresentava clinicamente alterações que indicavam o crescimento vascular e tinha evidência citológica da persistência de queratinócitos cultivados enxertados na superfície. Os enxertos EVPOME apresentaram uma maturação melhorada da camada submucosa subjacente, associada a uma cobertura epitelial rápida, em comparação com os enxertos AlloDerm em amostras de biópsia recolhidas 28 dias após o enxerto.

Em resumo, o EVPOME parece ser um substituto aceitável da mucosa oral para procedimentos de enxerto intra-oral humano e resulta numa resposta de cicatrização de feridas mais favorável do que o AlloDerm isolado.

Está atualmente em curso um ensaio clínico piloto (pré-fase I) na Universidade de Michigan (prova de conceito) utilizando o EVPOME humano. O sucesso da técnica de fabrico do EVPOME levou à aprovação da Food and Drug Administration para iniciar ensaios clínicos em humanos na Universidade de Michigan. O fabrico do EVPOME no Laboratório de Aplicações em Humanos, que se encontra no Centro Geral de Investigação Clínica, é efectuado de acordo com as normas actuais de boas práticas de fabrico (cGMP) para enxertos em indivíduos que necessitam de cirurgia periodontal (Fig. 8.14).

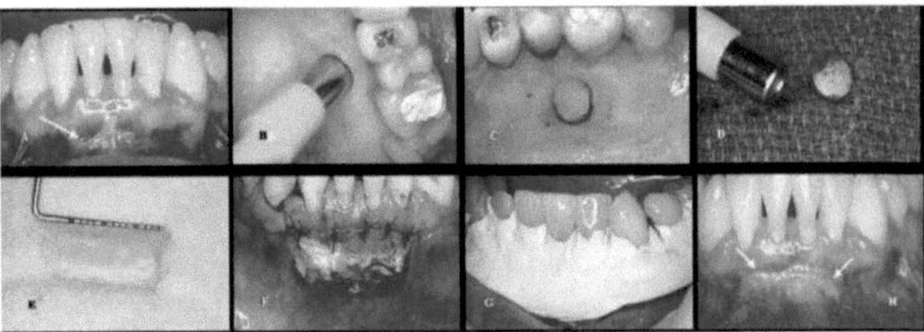

Figura 8.14 Indivíduo 01 do nosso estudo de prova de conceito. A, Pré-cirurgia mostrando uma falta de tecido queratinizado no local recetor (seta branca). B, Uma biópsia por punch de 6 mm do palato duro (local doador). C, A biópsia por punch de 6 mm sendo removida do palato duro. D, A biópsia por punch de 6 mm. E, O equivalente de mucosa oral produzido ex vivo (EVPOME) fabricado antes do enxerto. F, O EVPOME enxertado no local. G, A colocação de um penso de pressão periodontal sobre o enxerto EVPOME. H, local do enxerto cirúrgico EVPOME às 4 semanas de pós-operatório, mostrando um aumento do tecido queratinizado (setas brancas).

As utilizações clínicas de uma mucosa oral com engenharia de tecidos incluem defeitos intra-orais, como a reparação de defeitos da mucosa oral adquiridos (trauma, patologia, etc.) ou congénitos (fendas), defeitos extra-orais (pálpebras/conjuntiva ou nasal) ou defeitos extracranianos para reconstrução do esófago, traqueia, bexiga, uretra ou vagina.

Aplicações em tecidos duros
(Andaimes de Engenharia para Aplicações Craniofaciais)

A investigação em andaimes de tecidos duros tem um significado claro para a cirurgia oral e maxilofacial. A maioria das áreas de interesse da especialidade beneficiará do avanço da tecnologia nesta área: reconstrução da articulação temporomandibular, implantologia e preservação do rebordo, reconstrução de traumas e tumores, fenda e cirurgia craniofacial e cirurgia maxilofacial estética. A procura do(s) material(ais) ideal(ais) e de técnicas de andaimes é o principal objetivo de numerosos laboratórios de investigação. Os andaimes devem adaptar-se a defeitos maxilofaciais complexos e poder ser estabilizados. Atualmente, a tecnologia mais avançada consiste em criar a forma externa bruta com base em imagens de tomografia computorizada (TC) tridimensional (3-D) do doente. Os modelos 3-D de desenhos complexos podem ser fabricados através de vários processos de prototipagem rápida ou de fabrico de formas livres sólidas, um dos quais é bem conhecido dos cirurgiões maxilofaciais: a estereolitografia (Fig. 8.15).

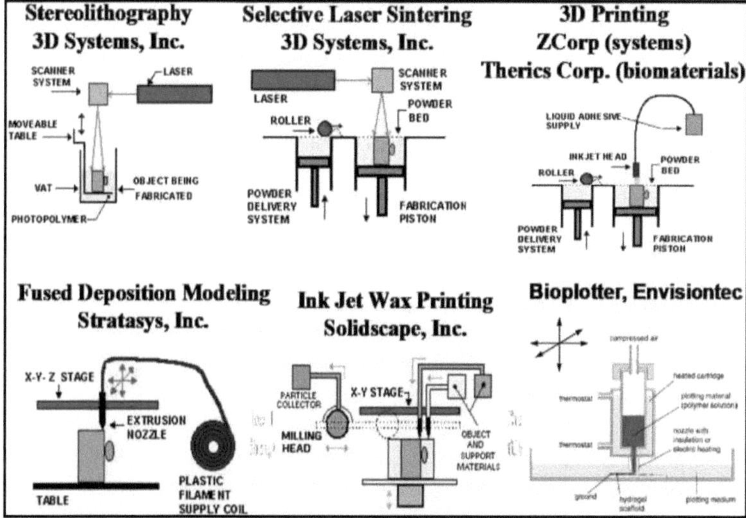

Figura 8.15 Vários sistemas de fabrico de formas livres sólidas (prototipagem rápida) que podem ser utilizados para fabricar estruturas de tecido duro para utilização na engenharia de tecidos

Idealmente, os andaimes devem ter propriedades físicas semelhantes às do material nativo que estão a substituir. Isto significa não apenas "osso", mas "osso mandibular" ou "côndilo mandibular". Os andaimes para a reconstrução mandibular devem proporcionar, pelo menos, uma partilha de carga temporária, se não mesmo uma sustentação de carga (dependendo do método de fixação), para suportar as forças de mastigação. Para defeitos cranianos mais simples ou para a preservação do rebordo alveolar, os requisitos seriam menos rigorosos. As estruturas de suporte devem ter propriedades elásticas semelhantes às do osso para evitar a fratura e a separação na interface osso/implante. Deve existir permeabilidade ao implante, tanto para o semear com substâncias bioactivas (por exemplo, BMP) ou células, como para o crescimento celular quando implantado.

Os materiais de base do andaime que estão a ser investigados incluem polímeros, cerâmicas e metais. Para algumas aplicações, uma combinação destes materiais pode oferecer a melhor reconstrução. O côndilo mandibular é um exemplo, onde a porção óssea pode ser reconstruída com um scaffold de cerâmica, enquanto a superfície de articulação pode ser melhor servida com um scaffold de polímero[85] (Fig. 8.16).

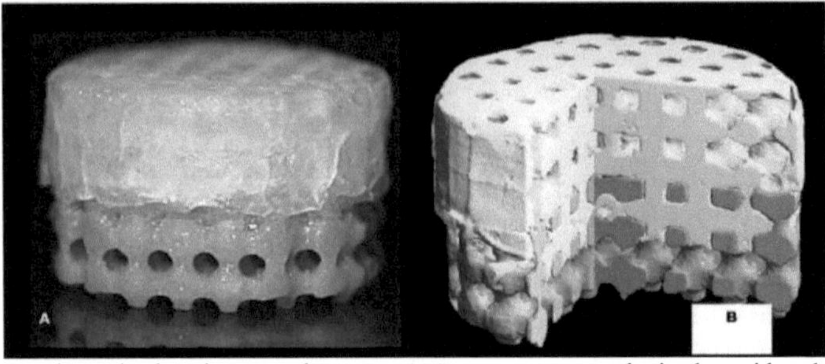

Figura 8.16 Em determinadas situações de reconstrução, como a engenharia de tecidos de um côndilo mandibular, pode ser utilizada uma combinação de vários biomateriais. A, ilustra-se uma combinação de 2 biomateriais: a utilização de um polímero (poli-L-lactido), na parte superior, para a regeneração da cartilagem, e uma cerâmica de fosfato de cálcio, hidroxiapatite, na parte inferior, para a formação óssea. B, Uma micro-CT da Figura 5A mostrando a integração dos dois materiais diferentes.

Os materiais de bioengenharia reabsorvíveis têm sido estudados como um meio de administração de fármacos para tratar a osteomielite. As questões relativas à forma ideal incluem a conetividade e o tamanho dos poros do andaime, a quantidade de permeabilidade do material e a forma como estas características afectam a osteocondutividade. A osteoindução é também uma propriedade ideal dos materiais de enxerto reabsorvíveis sintéticos e pode ser conseguida através da utilização de determinados biofactores.

Muitas áreas da especialidade seriam afectadas por melhorias nas técnicas ou materiais de enxerto ósseo. No futuro, é provável que o cirurgião possa encomendar uma reconstrução em 3-D por TAC do doente lesionado ou deformado e, em seguida, visualizar essa reconstrução num monitor no consultório. O implante gerado por computador seria então enviado para uma estação de trabalho que fabricaria o implante de acordo com as especificações exactas para a área da face a ser reconstruída.

Terapia com proteína morfogenética óssea (BMP)

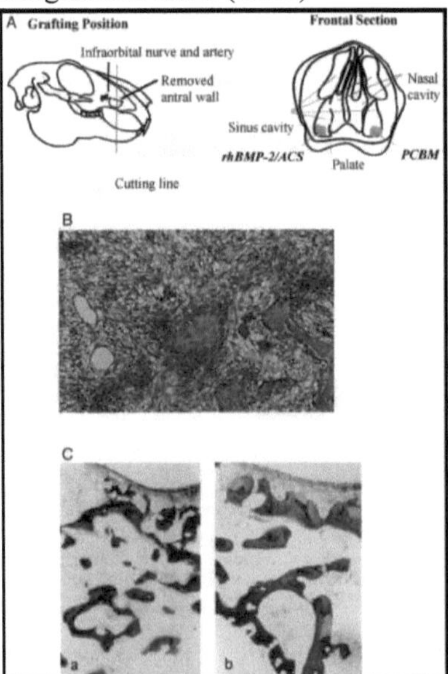

Fig 8.17 (A,B & C)

A formação de osso novo por BMP[86] é um exemplo típico de engenharia de tecidos duros. Os investigadores[86-88] estão atualmente a estudar os potenciais efeitos terapêuticos dos factores de crescimento e das citocinas para a regeneração do osso alveolar. Muitos destes factores estimulam a regeneração do osso e influenciam o crescimento e a reabsorção óssea. As BMPs são compostos osteoindutores que induzem a formação de novo osso no local da implantação. Estudos em animais[89] indicaram que a BMP-2 humana recombinante (rhBMP-2) pode ter um excelente potencial terapêutico no aumento do rebordo do maxilar e na substituição do osso alveolar perdido. A BMP e o complexo de colagénio foram implantados no pavimento do scio esquerdo de um coelho e o outro lado foi utilizado como controlo através da realização de um enxerto ósseo autógeno (Fig. 8.17A)

A análise histológica confirmou a formação de novo osso trabecular superior ao osso cortical maxilar. Este novo osso, especialmente nos primeiros momentos, tinha muitas superfícies activas, com osteoblastos aparentemente depositando osteoide e elementos de medula de aparência normal (Fig. 8.17B). No local de controlo apenas com osso autógeno, havia quase o mesmo volume de osso novo que o local com BMP (Fig. 8.17C).

Uma análise das amostras de biópsia recolhidas nos diferentes pontos temporais indicou que não havia colagénio residual em nenhuma amostra no local da BMP. Pode concluir-se que a combinação de rhBMP-2 mais esponja de colagénio absorvível pode ser uma alternativa aceitável aos enxertos ósseos tradicionais e substitutos ósseos para a reconstrução de pequenos defeitos ósseos, como a formação óssea no aumento do pavimento do seio maxilar.

Transplante de células exógenas para formação óssea

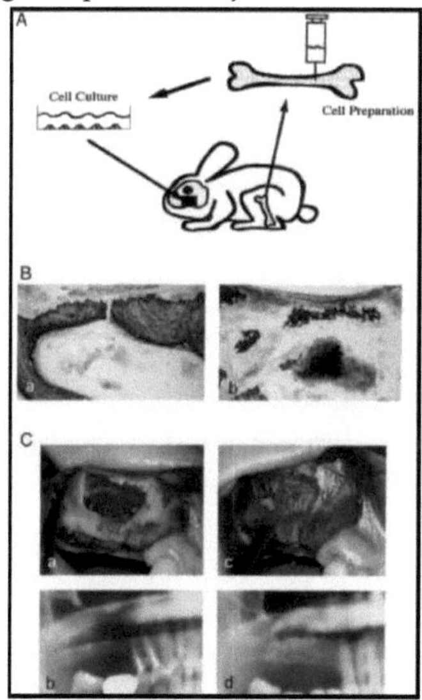

Fig 8.18 (A,B& C)

As células exógenas também podem ser utilizadas como um elemento-chave para a formação óssea progressiva na região maxilofacial. Yoshikawa et al.[90] estabeleceram o método de cultura de células estaminais mesenquimais (MSC) a partir da medula óssea de coelho. Com base na sua técnica de manipulação de MSC, foram efectuados os seguintes estudos experimentais w8x (Fig. 8.18A).

Foram utilizados coelhos brancos japoneses nesta investigação. A medula óssea foi colhida do perónio devido ao seu fácil acesso. Para reduzir a morbilidade, foi utilizada uma agulha concebida especialmente para a colheita de medula óssea. O volume de medula óssea colhida foi de 1 ml. As células da medula óssea colhidas foram cultivadas num meio padrão, o meio essencial mínimo Eagle, contendo 15% de soro fetal bovino. Após os primeiros 3 dias, o meio foi mudado para remover as células não aderentes. Em seguida, as células aderentes remanescentes foram tratadas com tripsina e incorporadas na cerâmica porosa. O fosfato b-tricálcico (b-TCP) foi utilizado como cerâmica porosa. O tamanho dos poros foi de 200-400 mm. O volume médio de vazio foi de 90%. Após 2 semanas, em cultura primária, as MSC da medula óssea foram libertadas do seu substrato de cultura utilizando 0,1% de tripsina. As células foram concentradas em 106 células/ml. O bloco de b-TCP foi embebido em suspensão celular durante 2 horas e subcultivado durante 2 semanas com dexametasona. Através da abordagem antral lateral, os compósitos de b-TCP e as células foram implantados no pavimento do seio maxilar direito, e apenas o b-TCP embebido no meio foi implantado no esquerdo como controlo. Como resultado, na área aumentada pelo b-TCP com MSC formou-se novo osso com uma estrutura lamelar. Foi observada uma formação óssea agressiva principalmente no lado da medula óssea. Este resultado assemelha-se a um enxerto de osso autógeno (Fig. 8.18B).

No caso dos humanos, esta técnica pode ser utilizada para o aumento do pavimento do seio maxilar para cirurgia de implantes dentários. É cortada uma janela na parede lateral do seio maxilar, deixando intacta a membrana mucosa subjacente, para colocar material de enxerto nesta área. O MSC e o complexo b-TCP foram utilizados como material de enxerto no seio maxilar para proporcionar um volume de osso suficiente para os implantes dentários. Após o aumento ósseo, podem ser instalados acessórios mais longos que penetram no seio maxilar. Este facto pode contribuir grandemente para a reconstrução oclusal utilizando implantes no campo dentário (Fig. 8.18C).

Osteogénese de distração

A estimulação mecânica é também um sinal importante para ativar o crescimento e a regeneração dos tecidos. A osteogénese de distração é caracterizada pela aplicação de uma tensão mecânica ao calo. Em alguns casos, a osteogénese de distração pode ser aplicada à regeneração do osso alveolar para efeitos de instalação de implantes. Foi efectuado um estudo em animais para confirmar a possibilidade de formação de novo osso através da osteogénese de distração[91] (Fig. 8.19A).

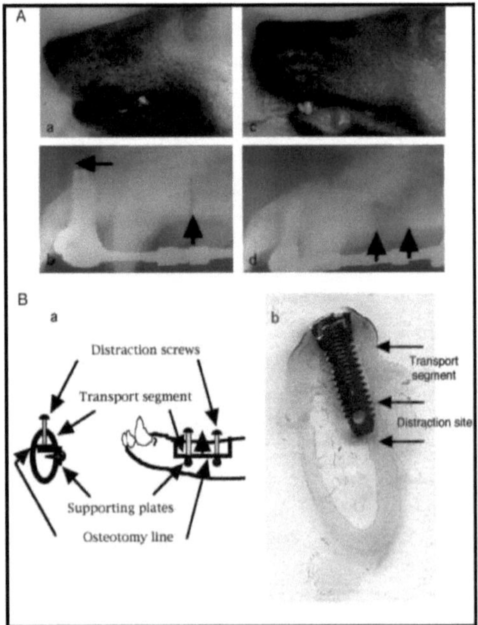

Fig 8.19 (A&B)

Fig. 8.19 (A) Distração do osso maxilar: (a) antes da distração, (b) radiografia do osso maxilar após a osteotomia, (c) após a distração, e (d) radiografia do osso maxilar após a distração. (B) Aumento do rebordo alveolar por distração: (a) desenho esquemático do procedimento, (b) fotografia em corte transversal da secção 50 semanas após a conclusão da distração. O local da distração (seta) apresentava osso cortical liso e contínuo.

Foram efectuadas osteotomias alveolares verticais e horizontais e foi construído um segmento de transporte. Dois pequenos implantes de parafusos ósseos foram colocados 5 mm no segmento alveolar de transporte, deixando 10 mm expostos. Foram inseridas placas de suporte entre o segmento de transporte e o osso base para evitar que o parafuso penetrasse no osso base. Após o período de cicatrização, os parafusos foram rodados lentamente com a mão e a elevação do segmento de transporte foi conseguida com a rotação dos implantes. A elevação do segmento de transporte foi documentada radiograficamente. Ainda se observava uma radiolucência no local de distração logo após a distração, mas a radiopacidade do local de distração tinha aumentado gradualmente. Às 12 semanas, em cortes transversais, o local de distração parecia ser liso, com osso cortical da mesma densidade que o do segmento de base (Fig. 8.19B).

Foi observada a integração dos implantes no segmento de transporte e no osso regenerado. O osso regenerado, constituído por osso lamelar e esponjoso maduro, alcançou a osseointegração entre o implante e o osso.

Ortodontia

Geralmente conhecida simplesmente como "ortodontia", a definição oficial da especialidade dentária conhecida como Ortodontia e Ortopedia Dentofacial inclui o diagnóstico, a prevenção, a interceção, a orientação e a correção das más relações das estruturas orofaciais em desenvolvimento ou maduras. Mais comummente associada aos "aparelhos", a ortodontia trata da correção de más oclusões através de aparelhos fixos ou amovíveis que movimentam os dentes, o osso que os suporta e os tecidos periodontais circundantes. O movimento dentário aparente pode ser conseguido movendo os dentes através dos tecidos circundantes ou, no paciente em crescimento, redireccionando os vectores de crescimento facial para que os ossos da face, especialmente a mandíbula e a maxila, cresçam em direcções favoráveis. A maioria dos tratamentos em pacientes em crescimento envolve movimento ortodôntico (ou seja, movimento apenas dos dentes) e movimento ortopédico (ou seja, movimento dos maxilares e dos ossos da face). Em alternativa, nos doentes que não crescem (ou seja, nos doentes adultos), pode ser necessária uma intervenção cirúrgica para reposicionar os ossos da face nas posições que teriam sido alcançadas se o crescimento facial tivesse sido mais favorável. Muitos pacientes procuram os serviços de um ortodontista para endireitar os dentes tortos, enquanto outros querem "corrigir uma má mordida". Ambas são razões válidas para procurar tratamento. Embora a maioria dos pacientes que procuram atendimento o faça por razões estéticas, as indicações funcionais para o tratamento ortodôntico não devem ser subestimadas. Combinar superficialmente um sorriso estético com uma oclusão fisiologicamente insatisfatória (ou, mais simplesmente, combinar artificialmente um sorriso bonito com uma má mordida) é uma receita certa para uma disfunção oclusal posterior e um desastre terapêutico. O planeamento do tratamento ortodôntico consiste, portanto, na identificação de uma lista específica de problemas estéticos e funcionais, a partir de dados do exame clínico, da análise de modelos de estudo articulados e de análises radiográficas anatómicas quantitativas, designadas por análises cefalométricas. O passo seguinte consiste em aplicar logicamente modalidades de tratamento estabelecidas para resolver esses problemas específicos. Por exemplo, uma maxila protrusiva (um maxilar superior demasiado avançado em relação à mandíbula e à base do crânio quando o paciente é visto de perfil) requer um tratamento com aparelhos que retardem o crescimento da maxila para a frente, permitindo ou estimulando o crescimento da mandíbula para a frente. Isso é possível enquanto o paciente estiver crescendo ativamente. Uma situação semelhante num paciente que não está crescendo pode ditar uma combinação de modalidades de tratamento ortodôntico e cirúrgico. O que é possível fazer em termos de tratamento ortodôntico? Existem quatro abordagens básicas disponíveis para o ortodontista:

1. Reposicionamento dos dentes através de movimentos dentários ortodônticos
2. Redireccionamento do crescimento facial através da alteração funcional ou da utilização de forças modificadoras fortes
3. Ortopedia dentofacial em que o crescimento dentofacial (dentoalveolar) é alterado através da utilização de forças modificadoras fortes
4. Tratamento cirúrgico-ortodôntico

Proffit et al[92] propuseram o que eles chamam de "envelope de discrepância para as arcadas maxilar e mandibular em três planos de espaço". Referem que "para qualquer caraterística existem três gamas de correção:

    (1)   Uma gama de correção que pode ser realizada apenas com o movimento dentário ortodôntico;

    (2)   Uma gama maior de correção que pode ser alcançada através do movimento dentário e do tratamento funcional ou ortopédico; e

    (3)   Uma gama ainda maior de correcções que requerem cirurgia como parte do plano de tratamento".

O alcance da correção apenas por meios ortodônticos é aproximadamente o mesmo nos adultos e nas crianças. À medida que as crianças se tornam adultas, a capacidade de alcançar a correção esquelética através da modificação ortopédica do crescimento diminui e desaparece. Para os indivíduos que não crescem, as correcções de más oclusões maiores do que as possíveis apenas através da movimentação dentária requerem uma combinação de ortodontia e cirurgia ortognática. O envelope da discrepância não é simétrico. A ortodontia e a ortopedia dentofacial podem fazer maiores correcções no plano sagital do que nos planos transversal ou vertical. Um grau muito maior de protrusão maxilar pode ser tratado ortodonticamente do que um problema semelhante na mandíbula. Embora não sejam limites absolutos, as diretrizes sugeridas por Proffit et al.[92] servem como guias úteis para responder à questão colocada acima. Apenas por meios ortodônticos, os incisivos superiores podem ser retraídos aproximadamente 7 mm. Podem ser avançados apenas 2 mm. Os mesmos dentes podem ser extruídos 4 mm, mas intruídos apenas 2 mm. Num indivíduo em crescimento, quando as forças ortodônticas são combinadas com forças ortopédicas e funcionais, os incisivos superiores podem ser retraídos 12 mm, avançados 5 mm, extruídos 6 mm e intruídos 5 mm. Quando, para além da ortodontia, é realizada uma cirurgia, como num doente que não cresce, o incisivo superior pode ser retraído 15 mm, avançado 10 mm, extruído 10 mm e intruído 15 mm. Na mandíbula, o incisivo pode ser retraído 3 mm por movimentação ortodôntica, avançado 5 mm, extruído 2 mm e intruído 4 mm. Utilizando a ortodontia e a ortopedia em conjunto, o incisivo pode ser retraído 5 mm, avançado 1 mm, extruído 5 mm e intruído 6 mm. Quando se recorre à cirurgia, o incisivo pode ser retraído 25 mm (via mandibular set back), avançado 12 mm, extruído 15 mm e intruído 10 mm. O envelope transversal da discrepância é muito menor do que o envelope sagital. Ortodonticamente, os pré-molares superiores podem ser movidos para vestibular 3 mm, para palatino 2 mm, intruídos 3 mm e extruídos 2 mm. Ortopedicamente, os pré-molares superiores podem ser movimentados para vestibular 4 mm, para palatino 3 mm, intruídos 4 mm e extruídos 3 mm. Cirurgicamente, podem ser movimentados para vestibular 7 mm, para palatino 4 mm, intruídos 10 mm e extruídos 10 mm. Os pré-molares inferiores apresentam restrições semelhantes, sendo possível a movimentação vestibular de 2 mm, lingual de 1 mm, intrusão de 3 mm e extrusão de 2 mm através da ortodontia; a movimentação vestibular de 4 mm, lingual de 2 mm, intrusão de 4 mm e extrusão de 4 mm é possível através da ortopedia. A cirurgia aumenta os valores possíveis para 5 mm para vestibular, 3 mm para lingual, 10 mm de intrusão e 10 mm de extrusão. Vários autores exploraram a relação entre a mudança na posição do lábio e do tecido mole em relação aos movimentos dentários subjacentes. Embora haja discordância entre os vários autores, é seguro assumir que a relação é de aproximadamente 1:1 para o lábio superior em relação à mudança na posição sagital do incisivo superior. Ou seja, se o incisivo superior for retraído cerca de 2 mm, o lábio superior recua uma quantidade semelhante (Figs. 8.20-8.23).

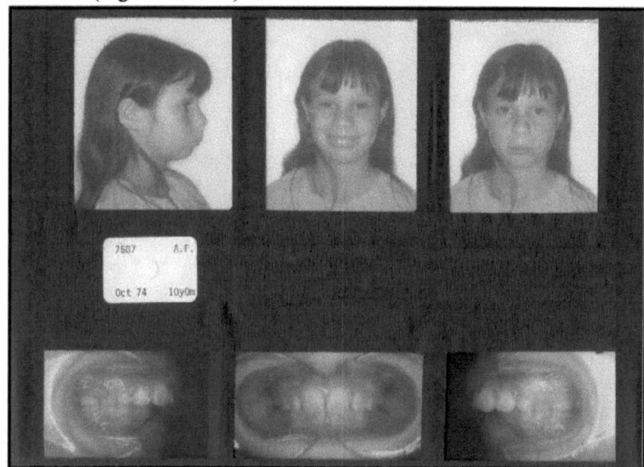

Fig. 8.20. Paciente do sexo feminino, dez anos de idade, demonstrando retrusão mandibular significativa, protrusão maxilar e incompetência labial. O tratamento ortodôntico consistiu em duas fases distintas. A fase 1 envolveu a extração das cúspides superiores decíduas, dos primeiros molares superiores decíduos e dos primeiros bicúspides permanentes em desenvolvimento. O segmento pré-maxilar foi então retraído com aparelhos fixos e um aparelho extrabucal J-hook de tração alta. (Cortesia de John Digiulio, MD, Arcadia, CA.)

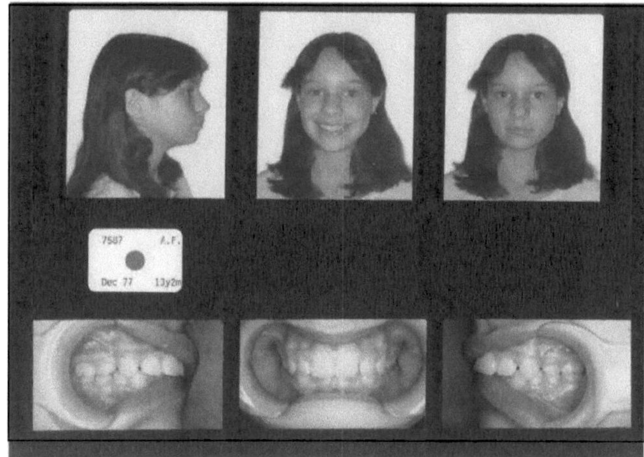

Fig. 8.21. O mesmo paciente no final da fase 1, com 13 anos e 2 meses de idade. Note-se a melhoria acentuada dos tecidos moles e do perfil mandibular. A competência labial foi alcançada. (Cortesia de

John Digiulio, MD, Arcadia, CA.)

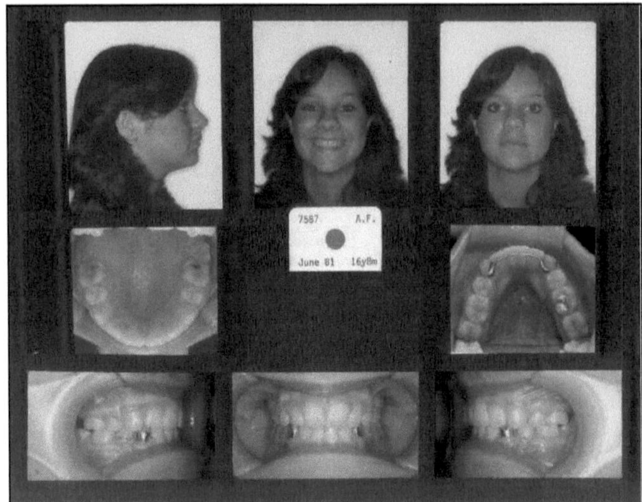

Fig. 8.22. O mesmo paciente no final da fase 2, com 16 anos e 8 meses de idade. O tratamento consistiu na terapia com aparelho fixo e na extração dos primeiros bicúspides inferiores. (Cortesia de John Digiulio, MD, Arcadia, CA.)

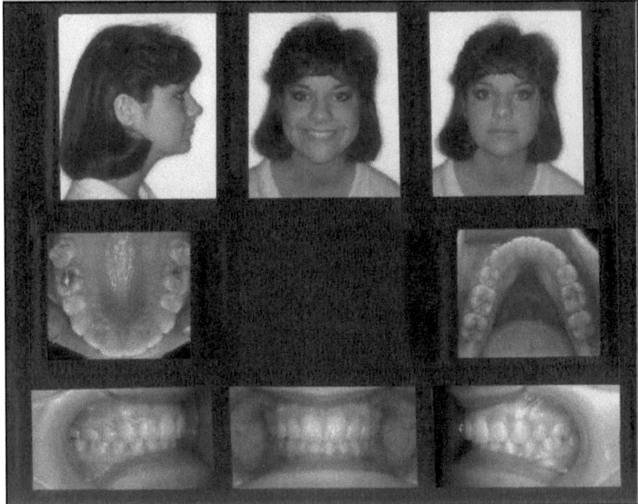

Fig. 8.23. O mesmo paciente pós-retenção, idade 20 anos, 7 meses. (Cortesia de John Digiulio, MD, Arcadia, CA.)

    A cirurgia ortognática é quase sempre efectuada em conjunto com a ortodontia. Um ortodontista, ao reconhecer uma discrepância esquelética que ultrapassa o âmbito da ortodontia, encaminha o paciente para um cirurgião oral e maxilofacial. Trabalhando em conjunto, o ortodontista e o cirurgião planeiam um curso global de tratamento que resulta numa estética facial máxima e numa função oclusal harmoniosa. Normalmente, o ortodontista posiciona os dentes nas posições correctas em relação ao seu próprio maxilar. Este processo demora geralmente 18 a 24 meses. O cirurgião maxilofacial posiciona então a maxila e a mandíbula nas posições correctas entre si e em relação à base do crânio. Após o episódio cirúrgico, o ortodontista finaliza a oclusão, um processo que geralmente leva mais 4 a 6 meses.

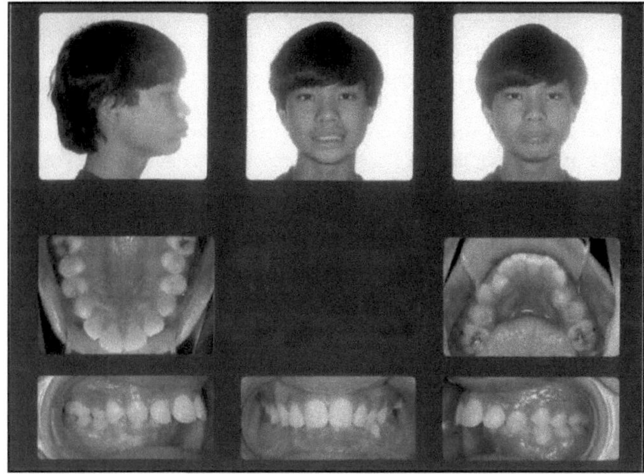

Fig. 8.24. Paciente do sexo masculino, com 14 anos e 10 meses de idade, demonstrando overjet extremo ou "buck-toothedness"; fechamento excessivo; espaçamento e apinhamento da dentição; incompetência labial; eversão do lábio inferior, retrusão mandibular e protrusão maxilar.

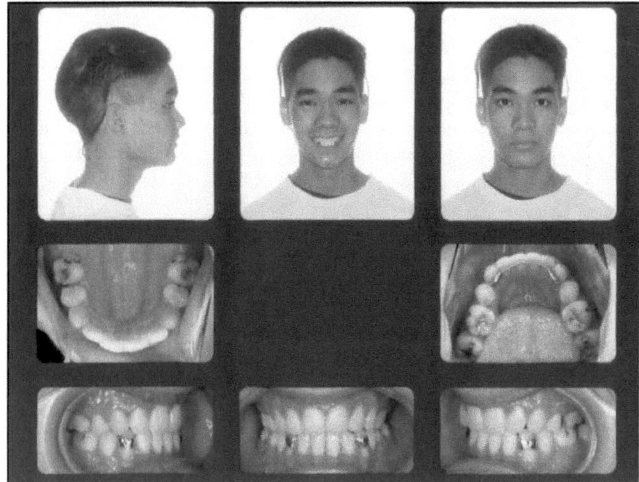

Fig. 8.25. O mesmo paciente na contenção, com 17 anos e 8 meses de idade. O tratamento consistiu na extração dos segundos molares superiores e dos quatro primeiros bicúspides, na retração do segmento anterior superior e na consolidação do espaço através de terapia com aparelho fixo e um aparelho extrator em J de tração alta. Periodontia

A cirurgia plástica oral é tão diferente da cirurgia oral como a cirurgia plástica é da cirurgia geral em medicina. Os procedimentos cirúrgicos plásticos orais reconstrutivos e regenerativos podem ser divididos nas categorias de tecidos moles (gengiva e mucosa) e tecidos duros (dentes e ossos). Além disso, a incorporação do microscópio de dissecação cirúrgica e dos instrumentos microcirúrgicos permitiu ao cirurgião a capacidade de aperfeiçoar os procedimentos cirúrgicos. Embora a implantologia dentária tenha tido um impacto marcante na potencial substituição de dentes em falta e a regeneração óssea se tenha tornado previsível, muito se avançou recentemente através dos procedimentos cirúrgicos plásticos de tecidos moles disponíveis.

Enxertos pediculares e enxertos livres

Os enxertos pediculares têm uma vantagem inerente sobre os enxertos livres devido à sua vascularização intacta; no entanto, os enxertos livres tornaram-se populares devido a várias modificações que aumentaram a sua previsibilidade e valor estético. A previsibilidade foi melhorada pelo aumento da vascularização dos tecidos dadores através da colocação de tecidos dadores em sanduíche. O manuseamento de tecidos pequenos e delicados foi facilitado com a utilização do microscópio de dissecação cirúrgica e de instrumentos microcirúrgicos. Anteriormente, os enxertos livres tinham fornecimento de sangue apenas a partir da sua base, que contactava com o leito do tecido recetor, e as células do dador que residiam a uma distância de um fornecimento vascular tinham maior probabilidade de necrose. As técnicas actuais aproveitam a vantagem de rodear o enxerto quase inteiramente com fornecimento de sangue, melhorando assim a capacidade de sobrevivência de todas as células transplantadas. A mistura estética de cores e as texturas naturais da superfície são mantidas na área recetora porque os tecidos da superfície não são alterados e mantêm a sua aparência original. Um exemplo de recessão gengival é apresentado na Fig. 8.26.

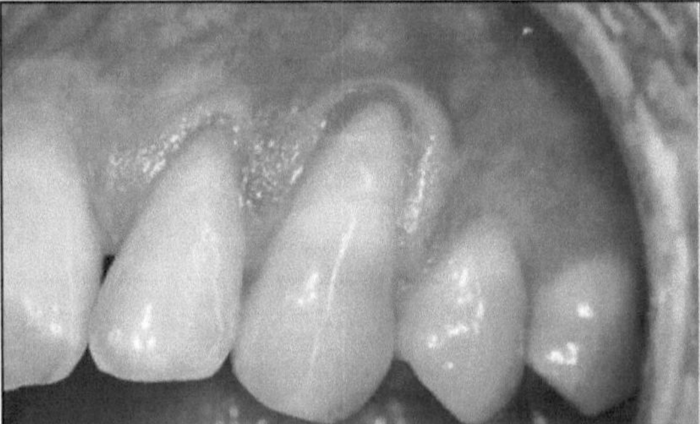

Fig. 8.26. Local pré-operatório mostrando recessão gengival do canino superior esquerdo

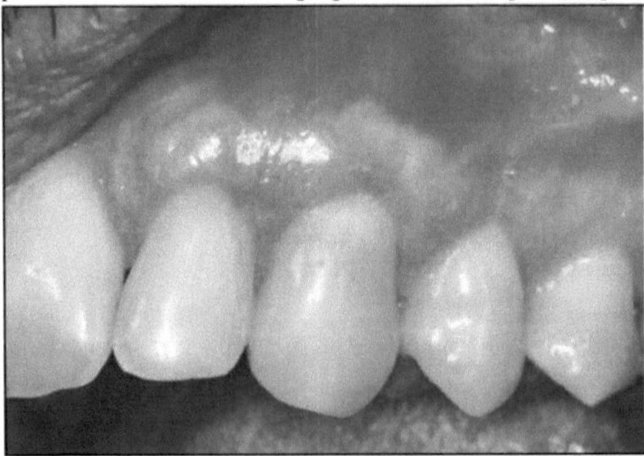

Fig. 8.27. Área de recessão gengival corrigida com um enxerto gengival livre demonstrando cor e textura consistentes.

A Fig. 8.27 ilustra o resultado pós-operatório após um enxerto gengival livre. Idealmente, o tecido transplantado é posicionado com a mesma orientação das fibras do tecido conjuntivo, como seria in situ. A microcirurgia permite a manipulação de tecidos com incisões de acesso e trauma mínimos. Os bisturis microcirúrgicos são significativamente mais pequenos do que as lâminas de bisturi 15-C tradicionais (Fig.

8.28).

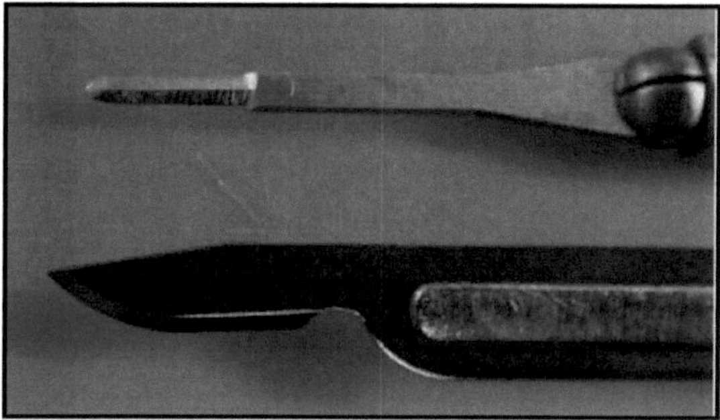

Fig. 8.28

    É possível aumentar a visibilidade e eliminar as incisões de libertação com a utilização de pequenos micro-bisturis dobráveis. Os procedimentos microcirúrgicos para restaurar a estética dos tecidos moles e a dentisteria de restauração estética podem combinar as suas modalidades de tratamento para criar sorrisos de aparência normal que estão severamente desfigurados. A perda de tecido mole entre os incisivos laterais e centrais superiores direitos é mostrada na Fig. 8.29.

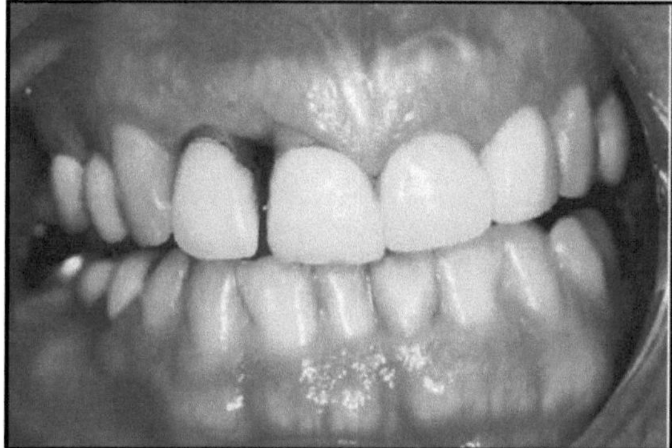

Fig. 8.29. O defeito pré-operatório após o tecido mole entre os incisivos laterais e centrais superiores direitos.

    Após um enxerto gengival livre para restaurar a estética dos tecidos moles, a área foi restaurada com coroas de porcelana fundida com ouro (Fig. 8.30).

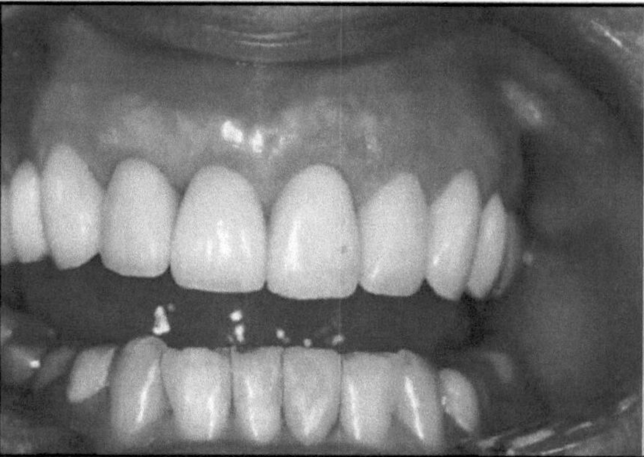

Fig. 8.30. O resultado pós-operatório após enxerto gengival livre e restauração com restaurações de porcelana

71

fundida com ouro.

Aplicações

Recessão gengival

A recessão gengival expõe a dentina radicular, que é muito mais macia do que o esmalte e pode ser suscetível à abrasão da escova de dentes e à potencial sensibilidade ao calor, frio, doces e toque. Idealmente, os procedimentos de correção do recobrimento radicular devem não só substituir esteticamente a gengiva perdida, mas também regenerar a ligação funcional à superfície radicular previamente desnudada. Um exemplo de recessão radicular generalizada é mostrado na Fig. 8.31.

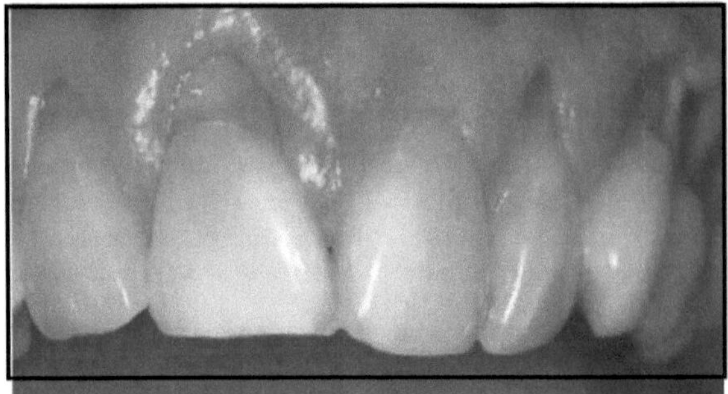

Fig. 8.31. Recessão gengival generalizada expondo a dentina radicular.

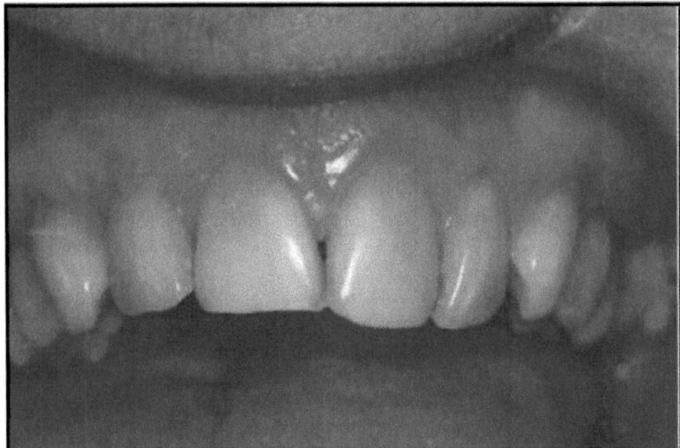

Fig. 8.32. Procedimento corretivo de recobrimento radicular que substitui a gengiva perdida e regenera uma fixação funcional.

A Fig. 8.32 ilustra o resultado após um procedimento de correção do recobrimento radicular. Foi demonstrado que a desintoxicação com aplainamento radicular e a desmineralização ácida da superfície radicular exposta expõe as fibrilas de colagénio da dentina radicular. As fibras de colagénio do enxerto podem ligar-se ao colagénio da superfície radicular exposta e recriar uma ligação de tecido funcional.

Defeitos de cumeeira

Os defeitos do rebordo podem ocorrer quando o osso dento-alveolar colapsa após a extração do dente. Este colapso pode tornar difícil para o dentista restaurador criar um resultado estético devido ao aumento do espaço e pode resultar num colapso do lábio. Se o dentista criar um dente de substituição de tamanho normal com um rebordo colapsado, então o vazio resulta numa sombra escura. Se o vazio for preenchido com estrutura dentária protética, cria-se uma assimetria visual e facial. O preenchimento do rebordo para criar uma arquitetura normal é possível utilizando tecido conjuntivo autógeno do palato duro do paciente. A Fig. 8.33 mostra um exemplo de um defeito no rebordo.

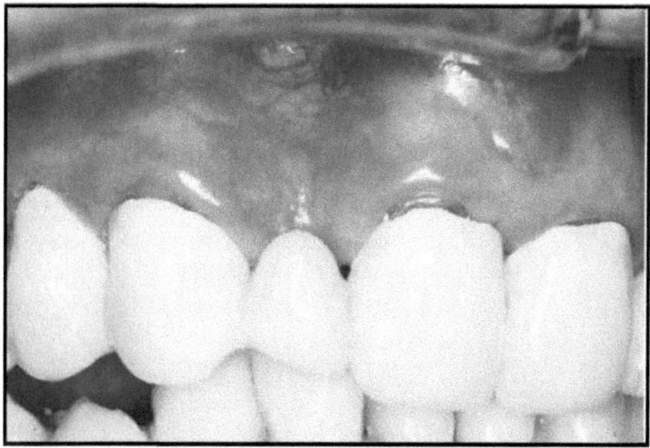

Fig. 8.33. Defeito na crista após extração do incisivo lateral superior direito.

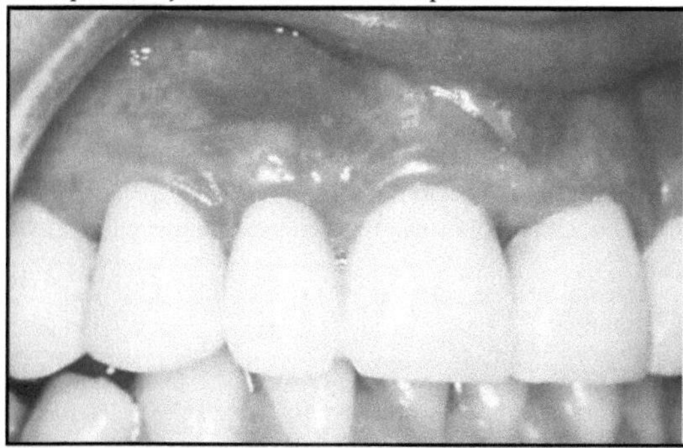

Fig. 8.34. Aumento da crista obtido com tecido conjuntivo autógeno do palato duro do paciente.

Os procedimentos de recobrimento radicular e de preenchimento dos rebordos alveolares beneficiaram, em termos de previsibilidade e estética, das técnicas microcirúrgicas e de sanduíche.

Cirurgia de ressecção

A cirurgia plástica periodontal reparadora pode remover o excesso de gengiva e osso, como é o caso de uma exibição gengival excessiva. Se o esmalte dos dentes estiver coberto por gengiva e osso, o sorriso pode ficar diminuído. A microcirurgia para remover quantidades precisas de gengiva e do osso alveolar correspondente pode mostrar o perfil completo do esmalte dos dentes, o que normalmente cria um sorriso maior e mais brilhante. Um exemplo de exposição gengival excessiva é mostrado na Fig. 8.41.

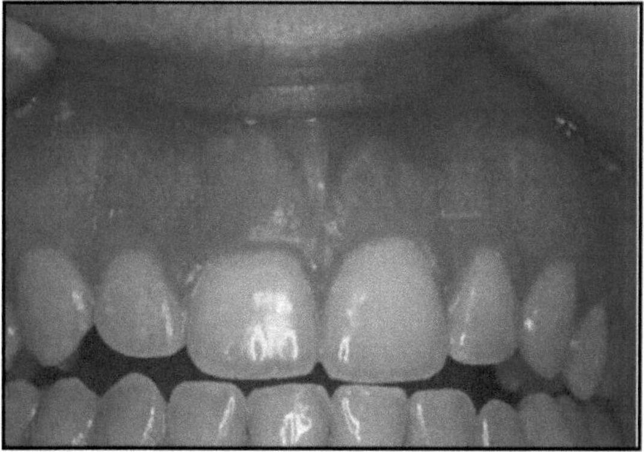

Fig. 8.35 Exposição gengival excessiva com gengiva e osso cobrindo o esmalte dos dentes.

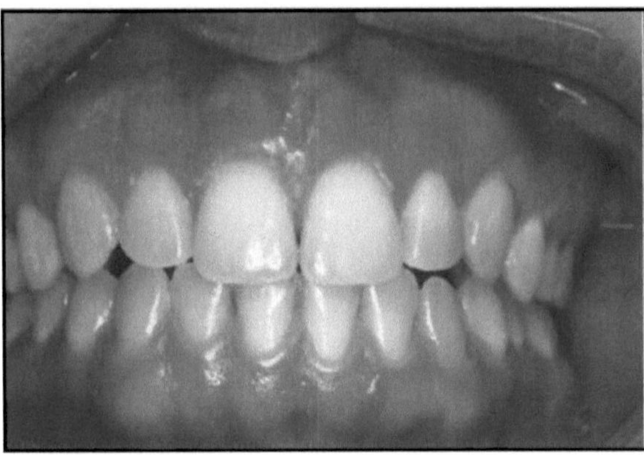

Fig. 8.36 Remoção precisa de gengiva e osso com microcirurgia para revelar mais esmalte e um sorriso mais estético.

A Fig. 8.36 ilustra a melhora da estética após a remoção precisa da gengiva e do osso. Os avanços nos procedimentos cirúrgicos da plástica oral ocorreram com o uso da microcirurgia e a evolução da técnica. Há potencial para restaurar a forma e a função dos tecidos moles que circundam os dentes após a sua perda. Quando existe um excesso de desenvolvimento dos tecidos, pode ser efectuada a sua redução, melhorando assim a estética de cada paciente. Os procedimentos regenerativos, reconstrutivos e ressectivos podem oferecer opções estéticas melhoradas.

CAPÍTULO 9

Conceitos emergentes em engenharia de tecidos

Existem várias ideias em evolução no domínio da engenharia de tecidos, que está a crescer exponencialmente. Alguns dos princípios centrais que emergem das diversas aplicações apresentadas podem ser resumidos da seguinte forma:

1. A cultura dinâmica de tecidos ou os ambientes in vivo que recapitulam com precisão as forças mecânicas fisiológicas produzem geralmente tecidos que se assemelham mais às estruturas nativas.
2. As células estaminais, incluindo as populações embrionárias, fetais e pós-natais, representam um enorme recurso para a engenharia de tecidos.
3. A modificação genética de células em construções de engenharia de tecidos serve para fazer a ponte entre a terapia genética e este domínio emergente.
4. Os tecidos compostos constituídos por múltiplos tipos de células ou progenitores podem ser concebidos para aplicações reconstrutivas específicas.
5. Os tecidos podem ser projectados para aplicações em locais que, de outra forma, não conteriam esse tecido, utilizando, por exemplo, condrócitos e PGA para projetar uma derivação ventrículo-peritoneal.
6. A engenharia de tecidos pode ser combinada com a pré-fabricação de retalhos para produzir estruturas vascularizadas para cirurgia reconstrutiva.

CAPÍTULO 10

Direcções futuras

A engenharia de tecidos surgiu como um domínio interdisciplinar com um enorme potencial para fazer avançar a medicina regenerativa e a ciência básica. O domínio da engenharia de tecidos funde os conhecimentos das ciências da vida, das ciências físicas e da engenharia para desenvolver tecidos funcionais que podem manter, restaurar ou melhorar órgãos danificados. Na maioria dos casos, a engenharia de tecidos tenta recapitular certos aspectos do desenvolvimento normal para estimular a diferenciação e a organização das células em conjuntos de tecidos funcionais.

Nas últimas duas décadas, foram feitos muitos progressos na engenharia de tecidos, incluindo o desenvolvimento de suportes biodegradáveis, a fusão de células e biomateriais para gerar construções de engenharia de tecidos, o desenvolvimento de bioreactores concebidos para estimular os tecidos cultivados através de sinais relevantes para o desenvolvimento e o isolamento e caraterização de células estaminais embrionárias e adultas. Estão a ser desenvolvidos esforços para otimizar as propriedades mecânicas, físicas, químicas e biológicas dos suportes para aplicações que requerem diferentes microambientes.

Outro desafio é a criação de tecidos vascularizados. A vascularização dos tecidos pode ser utilizada para iniciar ou restaurar o fluxo sanguíneo e, assim, satisfazer o requisito universal de estabelecer a perfusão sanguínea através de tecidos artificiais com espessura clinicamente relevante. Os métodos que se revelam muito promissores para responder a este desafio incluem a libertação controlada de factores angiogénicos a partir de suportes, a sementeira de células endoteliais diretamente no suporte e a engenharia da vasculatura diretamente no tecido utilizando vários métodos, como o microfabricação. A investigação atual tenta combinar estas várias tecnologias para coadministrar sinais ambientais e permitir a montagem da vasculatura em 3D.

Um dos principais desafios da engenharia de tecidos é a origem das células. Nos últimos anos, o campo da biologia das células estaminais desenvolveu-se consideravelmente e apresenta um enorme potencial para a utilização de células estaminais adultas ou embrionárias de origem humana como fontes para a geração in vitro de tecidos. Foi demonstrado que as células endoteliais derivadas de células estaminais embrionárias humanas geram uma vasculatura funcional. No entanto, é necessária muito mais investigação para compreender as pistas e os sinais que regulam a diferenciação celular. Além disso, é necessária investigação para aumentar a escala destas células e utilizá-las em aplicações de engenharia de tecidos. Em suma, o sucesso na geração de órgãos com engenharia de tecidos dependerá da nossa capacidade de enfrentar estes desafios de uma forma coesa e abrangente. [93]

"Esforça-te por atingir a perfeição em tudo o que fazes. Pega no melhor que existe e torna-o melhor. Quando não existe, projecta e desenha-o" - Sir Henry Royce

CAPÍTULO 11

BIBLIOGRAFIA

1. Stephens J. Mathes . Cirurgia plástica. Segunda edição: Publicação Saunders.
2. Stephen E. Feinberg, Tara L. Aghaloo, Larry L. Cunningham. Papel do tecido engenharia na reconstrução maxilofacial: Resultados da Cimeira de Investigação da AAOMS de 2005. J Oral Maxillofac Surg 63:1418-1425, 2005
3. Lakshmi S. Nair, Cato T. Laurencin, Polymers as Biomaterials for Tissue Engineering and Controlled Drug DeliveryAdv Biochem Engin/Biotechnol (2006) 102: 47-90
4. Vail, N.K., Swain, L.D., Fox, W.C., Aufdlemorte, T.B., Lee, G. e Barlow, J.W., 1999, Materials for biomedical application, Materials & Design, 20(23): 123-132.
5. Luu, Y.K., Kim, K., Hsiao, B.S., Chu, B. e Hadjiargyrou, M., 2003, Development of a nanostructured DNA delivery scaffold via electrospinning of PLGA and PLA-PEG block copolymers, Journal of Controlled Release, 89(2): 341-353.
6. Burkoth, A.K., Burdick, J. e Anseth, K.S., 2000, Surface and bulk modifications to photocrosslinked polyanhydrides to control degradation behaviour, Journal of Biomedical Materials Research, 51:352-359.
7. Peter, S.J., Miller, M.J., Yasko, A.W., Yaszemski, M.J. e Mikos, A.G., 1998, Polymer concepts in tissue engineering, Journal of Biomedical Materials Research (Applied Biomaterials), 43: 422-427.
8. Hutmacher, DW., 2000, Scaffolds in tissue engineering bone and cartilage, Biomaterials, 21: 2529-2543.
9. Kose, G.T., Korkusuz, F., Ozkul, A., Soysal, Y., Ozdemir, T., Yildiz, C. e Hasirci, V., 2005, Tissue engineered cartilage on collagen and PHBV matrices, Biomaterials, 26(25): 5187-5197.
10. Daculsi, G., 1996, Ceralique: A new injectable calcium phosphate bioceramic for bone filling, Procedimentos do 5° Congresso Mundial de Biomateriais, 664.
11. Lam, C.X.F., Mo, X.M., Teoh, S.H. e Hutmacher, D.W., 2002, Scaffold development using 3D printing with a starch-based polymer, Materials Science and Engineering C, 20: 49-56.
12. C. Liu, Z. Xia e J. T. Czernuszka. CONCEPÇÃO E DESENVOLVIMENTO DE ANDAIMES TRIDIMENSIONAIS PARA ENGENHARIA DE TECIDOS. Trans IChemE Part A, julho de 2007; Vol 85 (A7): 1051-1064
13. Sachlos, E., Reis, N., Ainsley, C., Derby, B. e Czernuszka, J.T., 2003c, Novel collagen scaffolds with predefined internal morphology made by, SFF., Biomaterials, 24: 1487-1497.
14. Koh W.-G, Revzin, A. e Pishko, M.V., 2002, Poly(ethylene glycol) hydrogel microstructures encapsulating living cells, Langmuir, 18: 24592462.
15. Tsang, V.L. e Bhatia, S.N., 2004, Three-dimensional tissue fabrication, Advanced Drug Delivery Reviews, 56: 1635-1647.
16. Levenberg, S., Huang, N.F., Lavik, E., Rogers, A.B., Itskovitz-Eldor, J. e Langer, R., 2003, Differentiation of human embryonic stem cells on threedimensional polymer scaffolds, Proceedings of the National Academy of Sciences of the United States of America, 100(22): 12741-12746.
17. Kim BS et al: Otimização dos métodos de sementeira e de cultura para a engenharia de tecido muscular liso em matrizes poliméricas biodegradáveis. Biotechnol Bioeng 1998;57:46-54
18. Vunjak-Novakovic G, et al: Dynamic cell seeding of polymer scaffolds for cartilage tissue engineering. Biotechnol Prog 1998;14:193-202.
19. Carrier RL, et al: engenharia de tecidos cardíacos: sementeira de células, parâmetros de cultivo e caraterização da construção de tecidos. Biotechnol Bioeng 1999;64:580-589.
20. Burg KJ, et al: Estudo comparativo de métodos de sementeira para scaffolds poliméricos tridimensionais. J Biomed Mater Res 2000;51:642-649.
21. Desai NP, et al: Materiais selectivos de células endoteliais para engenharia de tecidos no enxerto vascular através de um novo recetor. Biotecnologia 1991;9:568-572.
22. Thomas CH, et al: O papel da vitronectina na fixação e distribuição espacial de células derivadas do

osso em materiais com química de superfície padronizada. J Biomed Mater Res 1997;37:81-93

23. Burg KJ, et al: Parâmetros que afectam a adesão celular a películas de polilactida. J Biomater Sci Polym Ed 1999;10:147-161.

24. Peel MM, et al: Controlo da fixação, morfologia e proliferação de mioblastos esqueléticos em vidro silanizado. J Biomed Mater Res 1999;44:355-370.

25. Gao J, et al: Functional arteries grown in vitro. Science 1999;284:489-493.

26. Gao J, et al:Características morfológicas e mecânicas de artérias bovinas artificiais. J Vasc Surg 2001;33:628-638.

27. Brigham PA, McLoughlin E. Burn incidence and medical care used in United States : estimate, trends, and data sources. J Burn Care Rehabil 1996;17:95-107.

28. Julian J. Pribaz, et al: Clinical applications of tissue engineered constructs. Clin Plastic Surg 2003;30: 485- 498

29. Demling RH, DeSanti L. Management of partial thickness facial burns (comparison of topical antibiotics and bio-engineered skin substitutes). Burns 1999;25: 256- 61.

30. Suzuki S. Estudo de acompanhamento a longo prazo de derme artificial composta por uma camada exterior de silicone e uma esponja interior de colagénio. Br J Plast Surg 2000;53:659-66.

31. Pellegrini G, Dellambra E, Golisano O, Martinelli E, Fantozzi I, Bondanza S, et al. p63 identifica células estaminais de queratinócitos. Proc Natl Acad Sci 2001;98:3156-61.

32. Jennifer L. West, et al. Enxertos vasculares de pequeno diâmetro com engenharia de tecidos. Clin Plastic Surg 2003;30: 507- 517

33. L'Heureux N, Paquet S, Labbe R, Germain L, Auger FA. Um vaso sanguíneo humano de engenharia de tecidos completamente biológico. FASEB J 1998;12:47 -56.

34. Gregory R.D. Evans. Approaches to tissue engineered peripheral nerve. Clin Plastic Surg 2003;30: 559- 563

35. Sobal JG, Lowe III JB, Yang RK, et al. Efeitos do atraso da administração de FK506 na neuroregeneração num modelo de roedores. J Reconstr Microsurg 2003;19: 113- 8.

36. A.D. Bach, et al. Engenharia do tecido muscular. Clin Plastic Surg 2003; 30:589- 599

37. Delfini M, Hirsinger E, Pourquie O, Duprez D. Delta 1-activated notch inhibits muscle differentiation without affecting Myf5 and Pax3 expression in chick limb myogenesis. Development 2000;127:5213-24.

38. Vandenburgh HH. Functional assessment and tissue design of skeletal muscle (Avaliação funcional e conceção de tecidos do músculo esquelético). Ann N Y Acad Sci 2002; 961:201- 2.

39. Blanco-Bose WE, Yao CC, Kramer RH, Blau HM. Purificação de mioblastos primários de rato com base na expressão da integrina alfa 7. Exp Cell Res 2001;265: 212-20.

40. Powell CA, Smiley BL, Mills J, Vandenburgh HH. Mechanical stimulation improves tissue-engineered human skeletal muscle. Am J Physiol Cell Physiol 2002;283: C1557- 65.

41. Dennis RG, Kosnik Jr PE. Excitabilidade e propriedades contrácteis isométricas de construções de músculo esquelético de mamíferos concebidas in vitro. In Vitro Cell Dev Biol Anim 2000;36:327-35.

42. Dennis RG, Kosnik 2° PE, Gilbert ME, Faulkner JA. Excitability and contractility of skeletal muscle engineered from primary cultures and cell lines. Am J Physiol Cell Physiol 2001;280:C288- 95.

43. Kosnik PE, Faulkner JA, Dennis RG. Functional development of engineered skeletal muscle from adult and neonatal rats. Tissue Eng 2001;7:573 - 84.

44. Saxena AK, Willital GH, Vacanti JP. Engenharia de tecido muscular esquelético tridimensional vascularizado. Biomed Mater Eng 2001;11:275-81.

45. Atala A. Tissue engineering of artificial organs (Engenharia de tecidos de órgãos artificiais). J Endourol 2000;14:49- 57.

46. Yoo JJ, Meng J, Oberpenning F, Atala A. Aumento da bexiga utilizando submucosa da bexiga alogénica semeada com células. Urologia 1998;51:221-5.

47. Menasche P, Hagege AA, Scorsin M, Pouzet B, Desnos M, Duboc D, et al. Myoblast transplantation for heart failure. Lancet 2001;357:279- 80.

48.   Mark A. Randolph, et al. Tissue engineering of cartilage (Engenharia de tecidos de cartilagem). Clin Plastic Surg 2003;30:519- 537

49.   Benya PD, Padilla SR, Nimni ME. Regulação independente dos tipos de colagénio pelos condrócitos durante a perda da função diferenciada em cultura. Cell 1978; 15:1313- 21.

50.   Bonaventure J, Kadhom N, Cohen-Solal L, Ng KH, Bourguignon J, Lasselin C, et al. Reexpressão de genes específicos da cartilagem por condrócitos articulares humanos desdiferenciados cultivados em esferas de alginato. Exp Cell Res 1994;212:97- 104.

51.   Zuk PA, Zhu M, Mizuno H, Huang J, Futrell JW, Katz AJ, et al. Multilineage cells from human adipose tissue: implications for cell-based therapies. Tissue Eng 2001;7:211- 28.

52.   Caplan AI, Bruder SP. Células estaminais mesenquimais: Building blocks for molecular medicine in the 21st century [revisão]. Trends Mol Med 2001;7:259-64.

53.   Kim WS, Vacanti JP, Cima L, Mooney D, Upton J, Puelacher WC, et al. Cartilagem projectada em formas pré-determinadas utilizando transplante de células em polímeros sintéticos biodegradáveis. Plast Reconstr Surg 1994;94:233- 7.

54.   Solchaga LA, Dennis JE, Goldberg VM, Caplan AI. Hyaluronic acid-based polymers as cell carriers for tissue-engineered repair of bone and cartilage. J Orthop Res 1999;17:205- 13.

55.   Elisseeff J, Anseth K, Sims D, McIntoshW, Randolph M, Yaremchuk M, et al. Transdermal photopolymerization of poly(ethylene oxide)-based injectable hydrogels for tissue-engineered cartilage. Plast Reconstr Surg 1999;104:1014- 22.

56.   Ashiku S, Randolph MA, Vacanti CA, Mathisen D, Yaremchuk MJ. Tissue engineered cartilage using an injectable, thermosensitive hydrogel polymer in immune competent animals. Apresentado na 2ª Reunião de Consenso da ETRS da Sociedade Europeia de Reparação de Tecidos. Frieburg, Alemanha, 20-22 de agosto de 1997.

57.   Arevalo-Silva CA, Eavey RD, Cao Y, Vacanti M, Weng Y, Vacanti CA. Suporte interno da cartilagem de engenharia de tecidos. Arch Otolaryngol Head Neck Surg 2000;126:1448 -52.

58.   Peretti GM, Bonassar LJ, Caruso EM, Randolph MA, Trahan CA, Zaleske DJ. Biomechanical analysis of a chondrocyte-based repair model of articular cartilage (Análise biomecânica de um modelo de reparação de cartilagem articular baseado em condrócitos). Tissue Eng 1999;5:317- 26.

59.   Peretti GM, Randolph MA, Caruso EM, Rossetti F, Zaleske DJ. Ligação de matrizes de cartilagem com condrócitos em cultura: um modelo experimental. J Orthop Res 1998;6:89- 95.

60.   Silverman RP, Bonassar LJ, Passaretti D, Randolph MA, Yaremchuk MJ. Adhesion of tissue engineered cartilage to native cartilage. Plast Reconstr Surg 2000; 105:1393- 8.

61.   Jay W. Calvert, et al. New frontiers in bone tissue engineering. Clin Plastic Surg 2003;30:641- 648.

62.   Weiss L, Szem J. Assembled scaffolds for three dimensional cell culture and tissue regeneration (andaimes montados para cultura de células tridimensionais e regeneração de tecidos). Pittsburgh: Carnegie Mellon e Universidade de Pittsburgh; 2000.

63.   James C. Earthman, et al. Engenharia de tecidos em medicina dentária. Clin Plastic Surg 2003;30:621- 639

64.   Boyce ST, Supp AP, Harriger MD, et al: Surface electrical capacitance as a noninvasive index of epidermal barrier in culture skin substitutes in athymic mice. J Invest Dermatol 107:82, 1996

65.   Gallico GG, O'Connor NE, Compton CC, et al: Cobertura permanente de grandes feridas de queimaduras com epitélio humano de cultura autóloga. N Engl J Med 311:448, 1984

66.   De Luca M, Albanese E, Megna M, et al: Evidência de que o epitélio oral humano reconstituído in vitro e transplantado para pacientes com defeitos na mucosa oral retém as propriedades do local do dador original. Transplante 50:454, 1990

67.   Lauer G: Auto-enxerto de epitélio gengival cultivado sem células de alimentação: Método e aplicação clínica. J Craniomaxilofac Surg 22:18, 1994

68.   Hata K, Kagami H, Ueda M, et al: As características da folha de células da mucosa cultivada como material para enxerto: Comparação com a folha de células epidérmicas cultivadas. Ann Plast Surg 34:530, 1995

69. Raghoebar GM, Tompson AM, Scholma J, et al: Utilização de enxertos de mucosa cultivados para cobrir defeitos causados por vestibuloplastia: Um estudo in vitro. J Oral Maxillofac Surg 53:872, 1995

70. Parenteau NL, Nolte CM, Bilbo P, et al: Epidermis generated in vitro: Practical considerations and applications. J Cell Biochem 45:245, 1991

71. Compton CC: Aceleração da regeneração da pele a partir de auto-enxertos epiteliais em cultura através do transplante para a derme de homoenxertos. J Burn Care Rehabil 14:653, 1993

72. Inokuchi S, Shimamura K, Tohya H, et al: Effects of fibroblasts of different origin on long-term maintenance of xenotrans planted human epidermal keratinocytes in immunodeficient mice. Cell Tiss Res 281:223, 1995

73. Clugston PA, Snelling CF, MacDonald IB et al: Auto-enxertos epiteliais cultivados: Três anos de experiência clínica com dezoito pacientes. J Burn Care Rehabil 12:533, 1991

74. Gallico GG, O'Conner NE: Engenharia de um substituto da pele. Tiss Eng 1:231,1995

75. Fleischmajer R, MacDonald ED 2nd, Contard P, et al: Immunochemistry of a keratinocyte-fibroblast co-culture model for reconstruction of human skin (Imunoquímica de um modelo de co-cultura de queratinócitos-fibroblastos para reconstrução da pele humana). J Histochem Cytochem 41:1359,1993

76. Bell E, Ehrlich HP, Buttle DJ, et al: Tecido vivo formado in vitro e aceite como tecido equivalente à pele de espessura total. Ciência 211:1052, 1981

77. Boyce S, Michel S, Reichert U, et al: Reconstrução da pele a partir de queratinócitos e fibroblastos humanos em cultura num substrato de biopolímero de colagenglicosaminoglicano. Skin Pharmacol 3:136, 1990

78. Freeman AE, Igel HJ, Herrman BJ, et al: Crescimento e caraterização de culturas de células epiteliais da pele humana. In Vitro 12:352, 1976

79. Regnier M, Schweizer J, Michel S, et al: Expressão de queratina de elevado peso molecular (67K) em queratinócitos humanos cultivados em derme morta e epidermizada. Exp Cell Res 165:63, 1986

80. Nanchahal J, Ward CM: Novos enxertos para velhos? Uma revisão das alternativas à pele autóloga. Br J Plast Surg 45:354, 1992

81. Auger FA, Lopez Valle CA, Guigard R, et al. Equivalente de pele produzido com colagénio humano. In Vitro Cell Dev Biol Animal 31:432, 1995

82. Livesey SA, Herndon DN, Hollyoak MA, et al: Transplanted acellular allograft dermal matrix. Transplantação 60:1, 1995

83. O'Malley BW Jr, Ledley FD: Terapia genética somática em otorrinolaringologia - cirurgia de cabeça e pescoço. Arch Otolaryngol Head Neck Surg 119:1191, 1993

84. Greenhalgh DA, Rothnagel JA, Roop DR: Epidermis: Um tecido alvo atrativo para a terapia genética. J Invest Dermatol 103:63S,1994 (suppl)

85. Chu TM, Hollister SJ, Halloran JW, et al: Manufacturing and characterization of 3-D hydroxyapatite bone tissue engineering scaffolds. Ann N Y Acad Sci 961:114, 2002

86. J. Wozney, Bone morphogenetic proteins: basic biology to clinical applications (Proteínas morfogenéticas ósseas: da biologia básica às aplicações clínicas). Programa educacional, 42ª reunião anual da sociedade de pesquisa ortopédica, Atlanta, GA, 1996.

87. M. Nevins, C. Kirker-Head, M. Nevins, J.A. Wozney, R. Palmer, D. Graham, Bone formation in the gout maxillary sinus induced by absorbable collagen sponge implants impregnated with recombinant human bone morphogenetic protein-2, Int. J. Periodont. Rest. Dent. *16_1996.9-19.*

88. P.J. Boyne, R.E. Marx, M. Nevins, G. Tripplett, E. Lazaro, L. Lilly, M. Alder, P. Nummikoski, Um estudo de viabilidade que avalia a rhBMP-2/esponja de colagénio absorvível para o aumento do pavimento do seio maxilar, Int. J. Periodont. Rest. Dent. 17_1997.11-25.

89. K. Wada, A. Niimi, K. Watanabe, T. Sawai, M. Ueda, Estudo comparativo do material de enxerto sinusal entre esponja de colagénio absorvível embebida em rhBMP-2 e osso esponjoso particulado e medula óssea. Submissão.

90. T. Yoshikawa, H. Ohgshi, S. Tamai, Rapid bone formation by grafting cultured bone in porous hydroxyapatite, Bioceramics_1995. 421^26.

91. H. Yamamoto, Y. Sawaki, H. Ohkubo, M. Ueda, Avanço da maxila por osteogénese de distração utilizando implantes osseointegrados, J. Cranio- Maxillofacial Surg. 25_1997.186-191.

92. Proffit WR, Bailey LJ, Phillips C, Turvey TA. Estabilidade a longo prazo da correção cirúrgica da mordida aberta por osteotomia Le fort I. Angle Orthodontist 2000;70:112- 7.

93. Robert Langer. Tissue Engineering. janeiro de 2007, 13(1): 1- 2.doi:10.1089/ten.2006.0219.

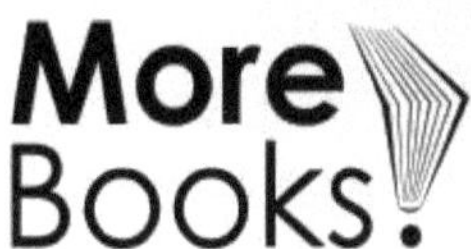

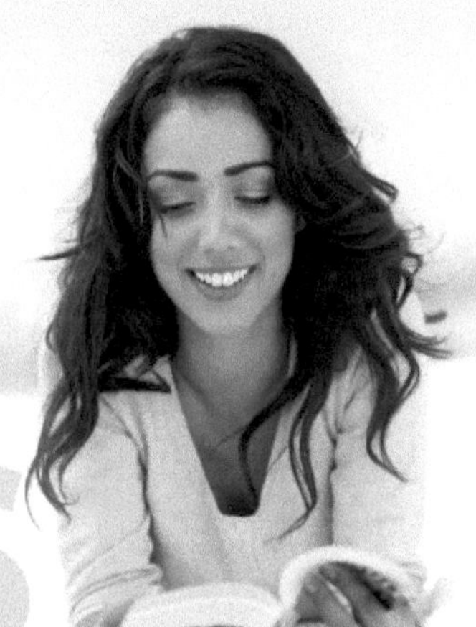

I want morebooks!

Buy your books fast and straightforward online - at one of world's fastest growing online book stores! Environmentally sound due to Print-on-Demand technologies.

Buy your books online at
www.morebooks.shop

Compre os seus livros mais rápido e diretamente na internet, em uma das livrarias on-line com o maior crescimento no mundo! Produção que protege o meio ambiente através das tecnologias de impressão sob demanda.

Compre os seus livros on-line em
www.morebooks.shop

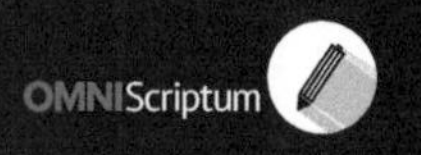

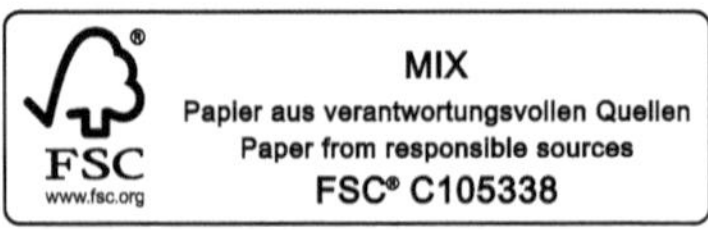

Printed by Books on Demand GmbH, Norderstedt / Germany